# Positiva mente

VOLUMEN 01

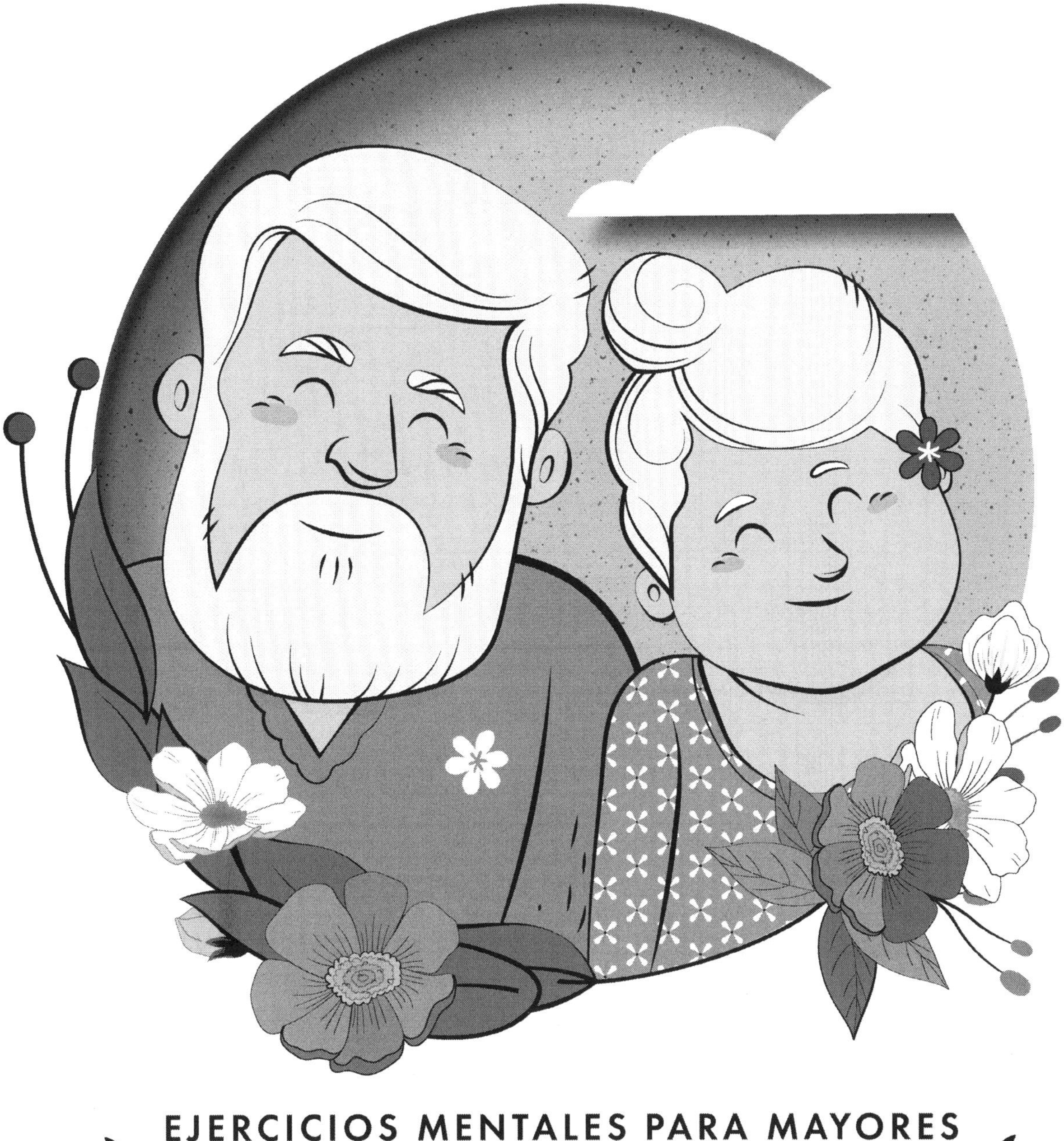

EJERCICIOS MENTALES PARA MAYORES

Reservados todos los derechos.
No se permite la reproducción total o parcial de esta obra, ni su incorporación a un sistema informático, ni su transmisión en cualquier forma o por cualquier medio ( electrónico, mecánico, fotocopia, grabación u otros ) sin autorización previa y por escrito de los titulares del copyright.
La infracción de dichos derechos puede constituir un delito
contra la propiedad intelectual..

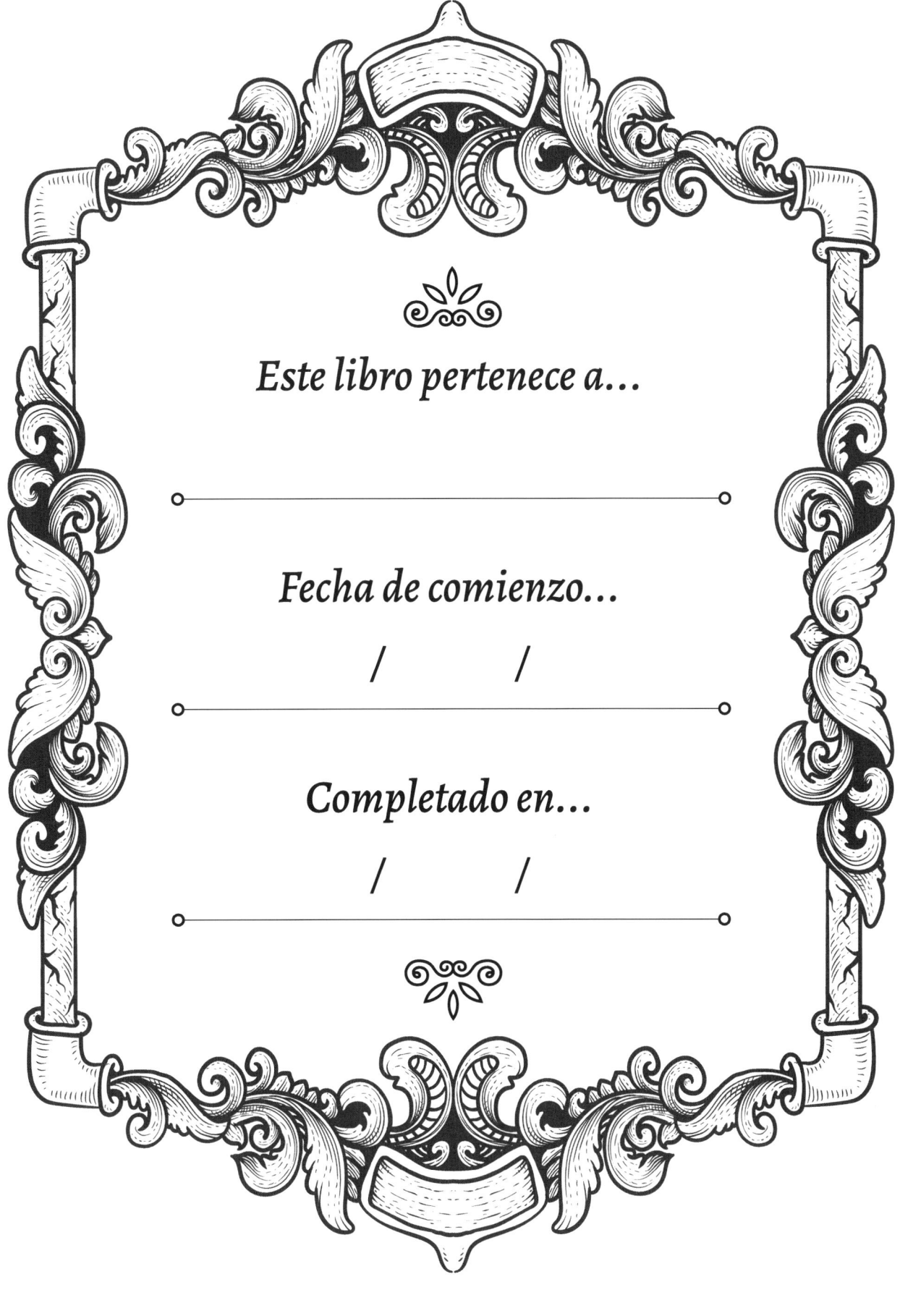

## Antes de empezar...

Bienvenido a este libro de ejercicios **para mantener tu mente en activa.**
Antes de empezar me gustaría darte **unos pequeños consejos:**

### No hay un orden establecido

El libro **no tiene un orden pre-establecido.**
Puedes completarlo en el orden que prefieras o que te apetezca en el momento.

### Tómate tu tiempo

Los juegos y ejercicios no están pensados como una carrera de velocidad.
El objetivo es **disfrutar de un rato apacible** mientras los resuelves.
Así que, **busca un lugar tranquilo, relájate y disfruta del proceso.**

### Un tema por página

El libro tiene un tema sobre el que **pensar y reflexionar** en cada página.
¡Elige **el que más te interese** y complétalo!

### Consulta las soluciones

Si te atascas en alguno de los ejercicios no pasa nada,
puedes **consultar las soluciones** a todos a partir de la página 115.

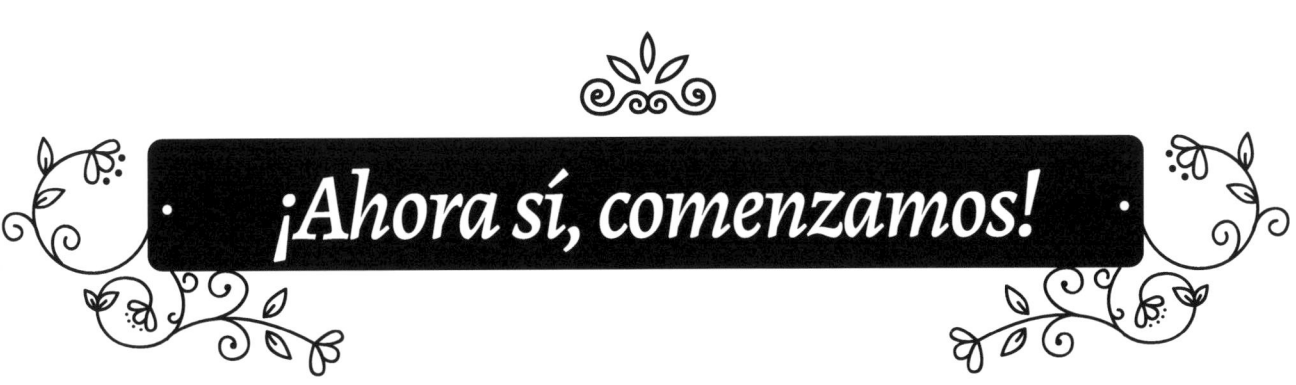

# Mis recuerdos del colegio

Completa las siguientes palabras. **Todas tienen que ver** con cosas del colegio.

| | | |
|---|---|---|
| A__UM__OS | CO__PAÑ__R__S | __OT__S |
| PR__F__SOR | R__CR__O | __XA__EN |
| AS__GN__TU__A | __AT__O | __MI__OS |
| L__PI__ | M__ES__RA | ED__C__C__ON |
| M__TEM__TI__AS | GI__NA__I__ | __SCU__LA |
| P__PIT__E | G__M__ | S__BR__SAL__E__TE |
| PI__A__RA | B__LI__R__FO | S__SPE__SO |
| C__AS__S | __IBR__S | T__R__A |

Solución página 116

Vamos a hacer memoria sobre algunas cosas de **tus años en el colegio.**

El profesor que más me impacto fue ➡ _____

Recuerdo que me gustaba jugar a ➡ _____

Mi mejor amigo en primaria se llamaba ➡ _____

La asignatura que menos me gustaba ➡ _____

La persona que más me hacía reír era ➡ _____

Mi comida favorita en el colegio era ➡ _____

Por la mañana, el colegio empezaba a las ➡ _____

Marca las notas que solías sacar ➡ ☐ Buenas  ☐ Regular  ☐ Suspensos

# Sopa de Letras de las Emociones

En esta sopa de letras tendrás que encontrar **las emociones de la lista**.
Pueden estar ocultas en **horizontal, vertical, diagonal** y **al revés**.

```
Z W E L L U O W A T N O T K Y I L X M K
B A R B T T F E Y I I C C X A R S S D J
M O V I T P E C E R R D O C A N N P E T
N E Y I J V N O A S Q G T N E U Z C C B
J G L S H X D T J I F A E E F O D T G M
D P L A S O I L O U M S J L R I E T E A
J N I T N L D Y R D W R B P A J A C H F
Q J T I O C O I T R A N Q U I L I D A D
Z O K S H K O R Q H A R Y P B G P J O M
O S X F C S V L K I T R I H L B Y Z J C
T O L E O Y X L I R S R A P Q G M E E N
D I O C G W O L I A I C O P S O I D O N
P R N H C D N S D F M T U I H N B R X I
O U A O A Z T A E E I A H L C W I I I X
Z C P M R E P D D Q T H A A S Z T R N L
E V A O Z F M H V N P I R Z P B Z Z S B
P C Z A G C E A J J O U F C I R Y F C I
```

☐ ALEGRÍA  ☐ INSPIRADO  ☐ RECEPTIVO
☐ AMADO  ☐ MELANCOLÍA  ☐ SATISFECHO
☐ CONFIADO  ☐ ODIO  ☐ SOLEDAD
☐ CURIOSO  ☐ OFENDIDO  ☐ TRANQUILO
☐ FURIOSO  ☐ OPTIMISTA  ☐ TRISTEZA

Solución página 117

# El olor de la lluvia

¿Sabías que el olor de lluvia tiene un nombre especial? Se le llama "Petricor". ¿Cuántos hay de cada tipo? Anota en el recuadro. **Luego colorea los paraguas.**

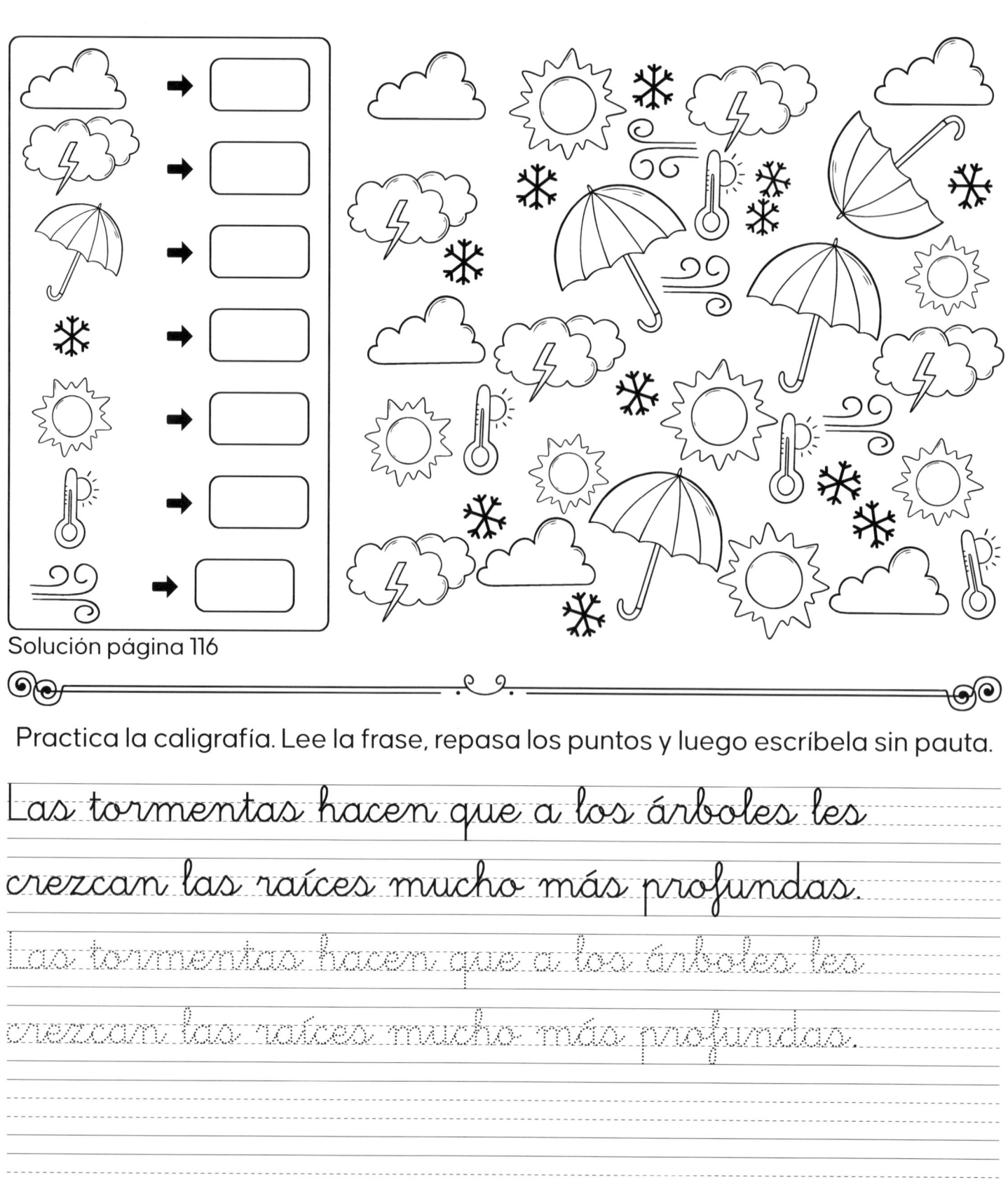

Solución página 116

Practica la caligrafía. Lee la frase, repasa los puntos y luego escríbela sin pauta.

*Las tormentas hacen que a los árboles les crezcan las raíces mucho más profundas.*

# Quien canta el mal espanta

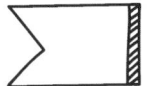 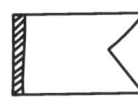

Una página sobre música. Lee y **memoriza las siguientes 6 palabras.**
Tapa las palabras e intenta reconocer el máximo número de instrumentos.

| TROMPETA PIANO | ARPA GAITA | GUITARRA VIOLÍN |

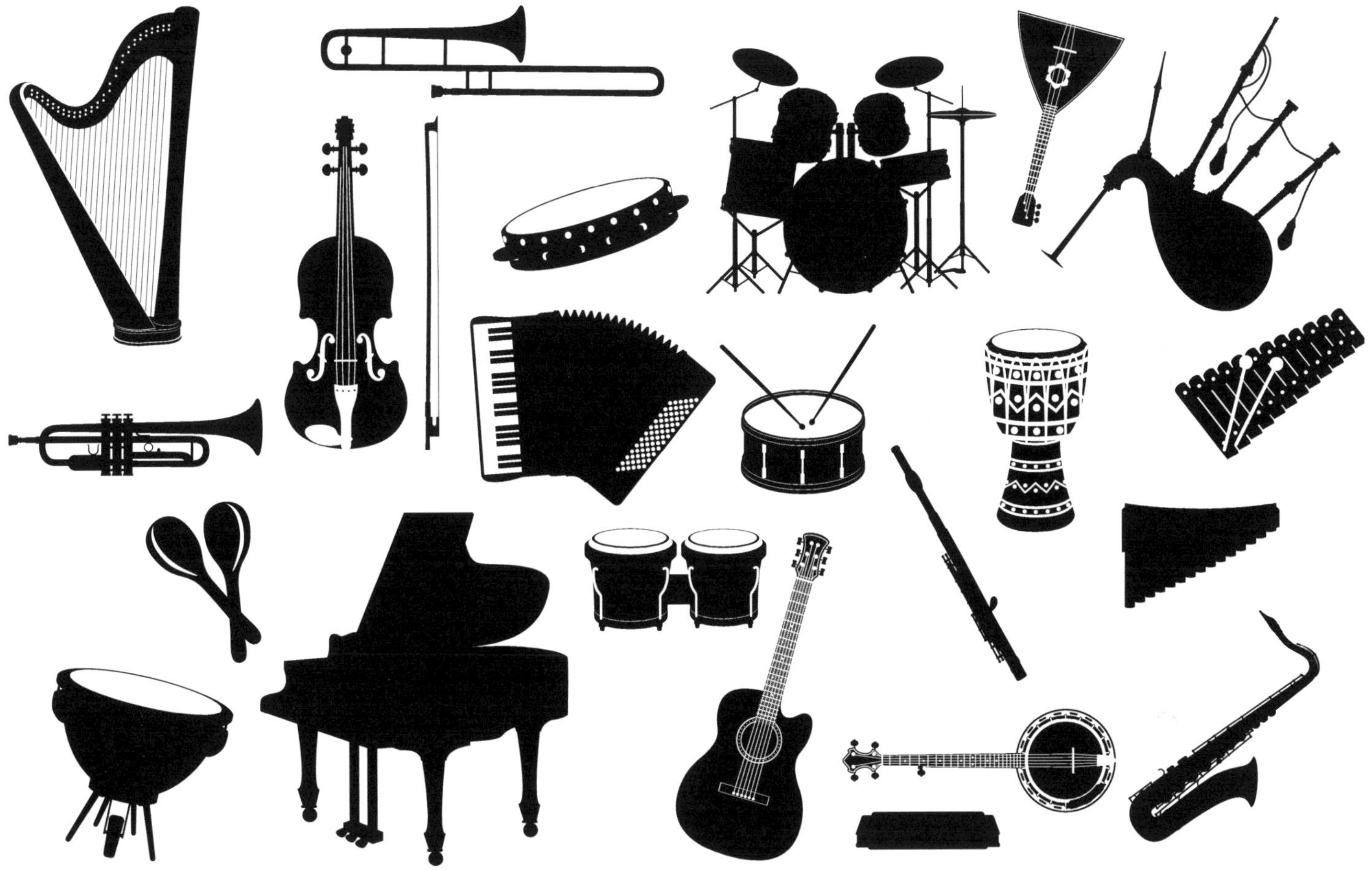

¿Cuál era tu **canción preferida** de joven? ¿Recuerdas el estribillo? Escríbelo aquí:

Canción preferida ➡ _____

Estribillo ➡ _____

# Cerezas milenarias

Curiosidad sobre las cerezas: El ser humano lleva consumiéndolas miles de años. Su originaron en Cesaronte (Turquía) y es probable que de ahí venga el nombre.

Esta página es sobre comida. **Une las palabras con elementos comunes.**

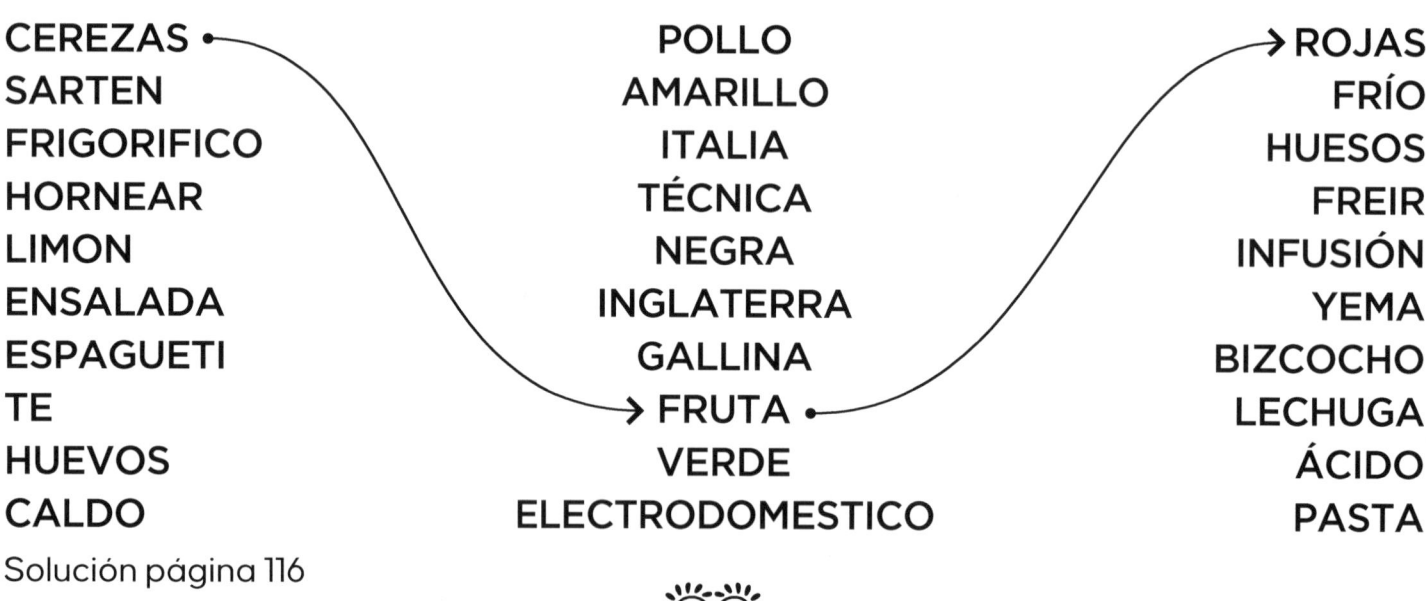

| | | |
|---|---|---|
| CEREZAS | POLLO | ROJAS |
| SARTEN | AMARILLO | FRÍO |
| FRIGORIFICO | ITALIA | HUESOS |
| HORNEAR | TÉCNICA | FREIR |
| LIMON | NEGRA | INFUSIÓN |
| ENSALADA | INGLATERRA | YEMA |
| ESPAGUETI | GALLINA | BIZCOCHO |
| TE | FRUTA | LECHUGA |
| HUEVOS | VERDE | ÁCIDO |
| CALDO | ELECTRODOMESTICO | PASTA |

Solución página 116

---

**¡Una estrella de cine viene a tu casa!**

Tu hijo ha conocido en el trabajo a tu actriz de cine favorita y la ha invitado a cenar a casa. ¿Qué receta preparar?

Piensa cuál puede ser su plato preferido y que necesitarás para hacer la receta para la cena de esta noche.

Mi actriz preferida es ⬇
_____

Receta que le gustará ⬇
_____

¿Qué tipo de comida es?

☐ Carne  ☐ Pescado  ☐ Verdura

Escribe los ingredientes
_____
_____
_____
_____
_____
_____
_____

Pasos de la receta:
_____
_____
_____
_____
_____
_____
_____

Pag. 10 — Positiva Mente - Vol. 01

# Por la boca muere el pez

Se dice que los peces no tienen memoria, pero el pez arcoíris puede recordar vías de escape del peligro durante más de un año. **Colorea este pez.**

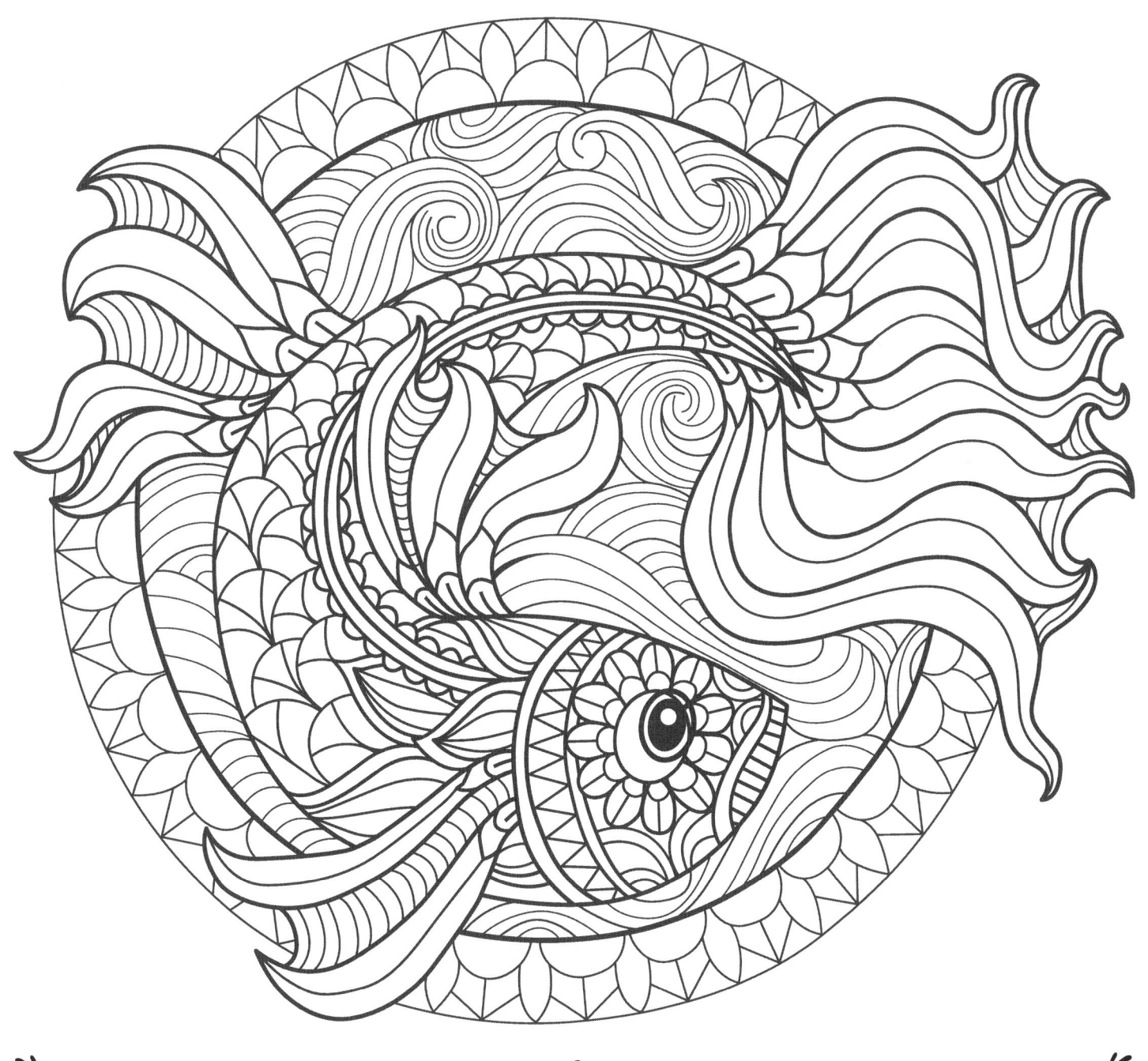

Hay 10 peces en una pecera. Dos se ahogan, tres se escapan y cuatro mueren.
**¿Cuantos peces quedan en la pecera?**

Solución, dale la vuelta al libro ➡

Los peces nos se ahogan, no se pueden escapar de la pecera y quedan diez peces aunque hay cuatro peces muertos flotando.

## Tenemos que valorar el presente

Apreciar el presente es vital. ¿Sabrías cuál es el mejor día para plantar un árbol? El mejor día fue hace 20 años. ¿Y el segundo mejor? **El segundo mejor es HOY**

**Dibuja la hora** del recuadro que tiene debajo **cada reloj**

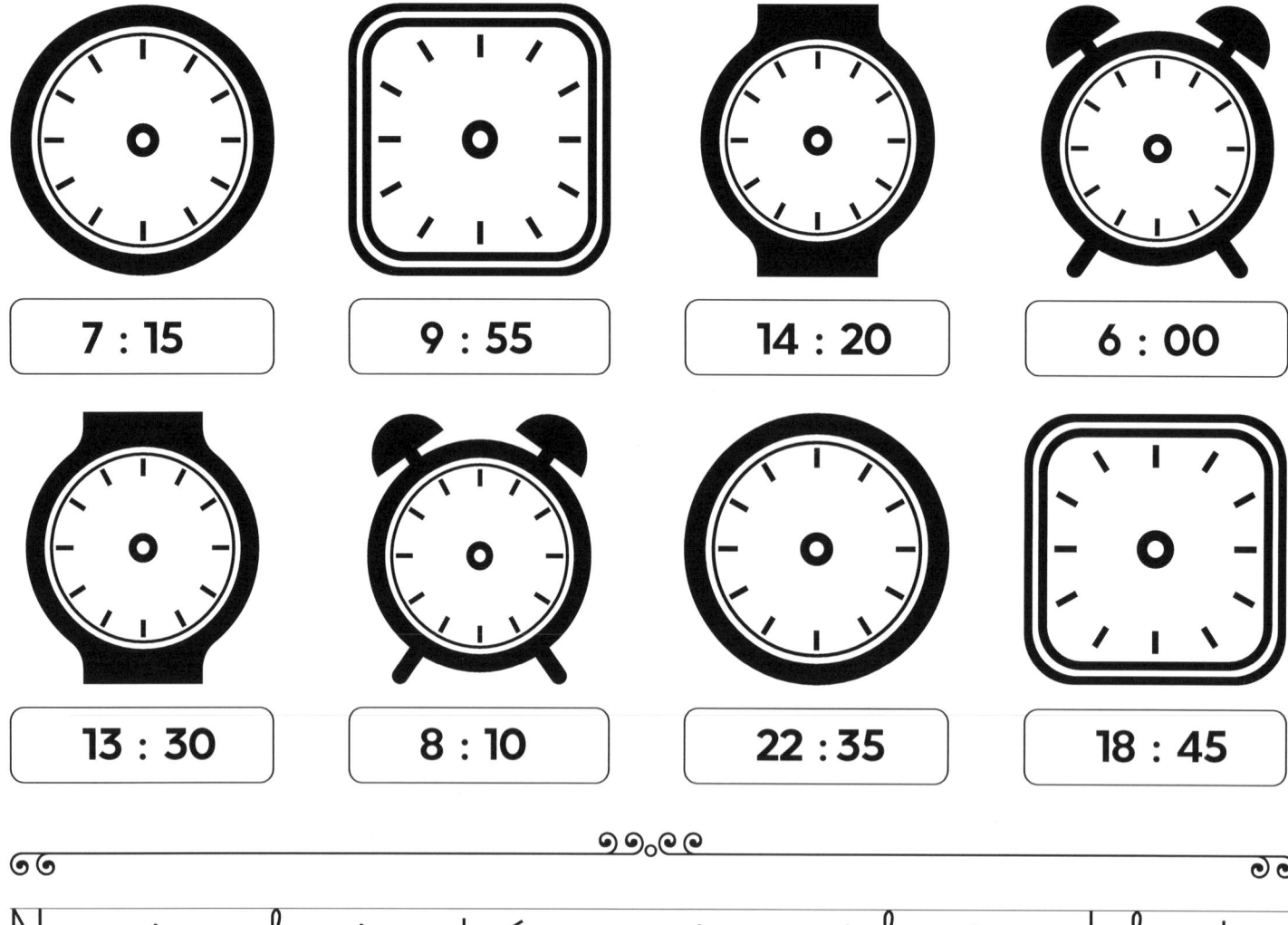

*No mires hacia atrás con ira, ni hacia adelante con miedo, sino alrededor con atención. Thucker*

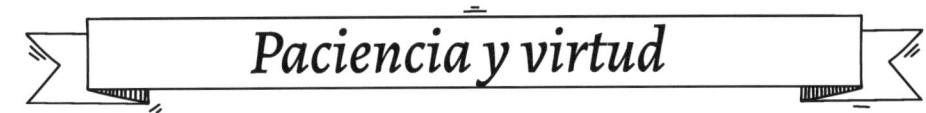

# Paciencia y virtud

La paciencia no es la habilidad de esperar a que algo suceda.
La paciencia es saber esperar con **la mejor actitud posible.**

Coloca cada palabra de la lista en el **conjunto adecuado.** (Solución pag. 117)

| | | |
|---|---|---|
| Esperanza | Fresa | Templanza |
| Limón | Manzana | Tren |
| Barco | Generosidad | Papaya |
| Prudencia | Globo | Bicicleta |
| Justicia | Humildad | Submarino |
| Caridad | Nuez | Piña |
| Tranvía | Moto | Bondad |
| Melocotón | Avión | Plátanos |

**Lista de Virtudes:**

**Lista de Vehículos:**

**Lista de Frutos:**

---

¿Cuál crees que son **tus dos mejores virtudes**? ¿Qué virtudes **podrías mejorar**?

Mis mejores dos virtudes ➡ _____  _____

Virtudes que trabajar ➡ _____

## Lo pequeño se hace grande

Hay disfrutar de las pequeñas cosas de la vida. Al final, son las más grandes.
Esta página es de cosas que se hacen pequeñas o grandes. Crecen y decrecen.

### Resuelva las siguientes sumas y restas

```
   12      94      17      81      77      16      97
+  32   -  51   +  92   +  65   -  23   +  51   -  33
_____  _____  _____  _____  _____  _____  _____
```

```
  271      33     987     116      91     817     613
-  12   + 345   - 632   + 521   + 886   - 141   + 524
_____  _____  _____  _____  _____  _____  _____
```

Soluciones en página 118

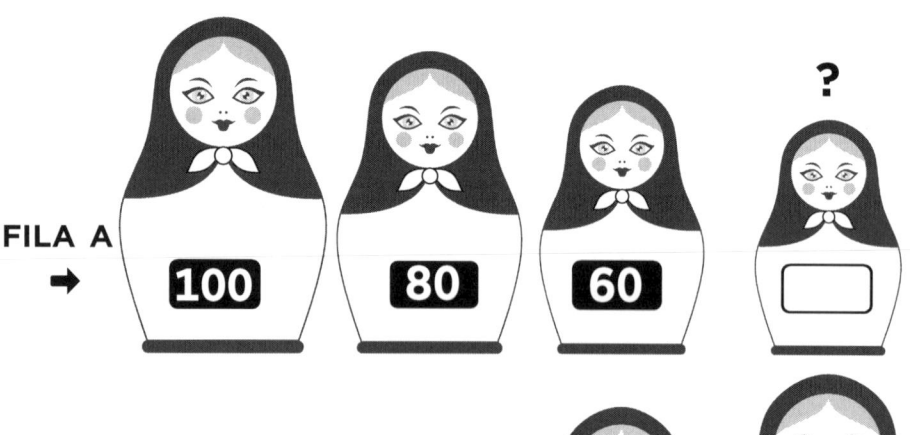

FILA A → 100, 80, 60, ?

**Muñecas que se hacen grandes**

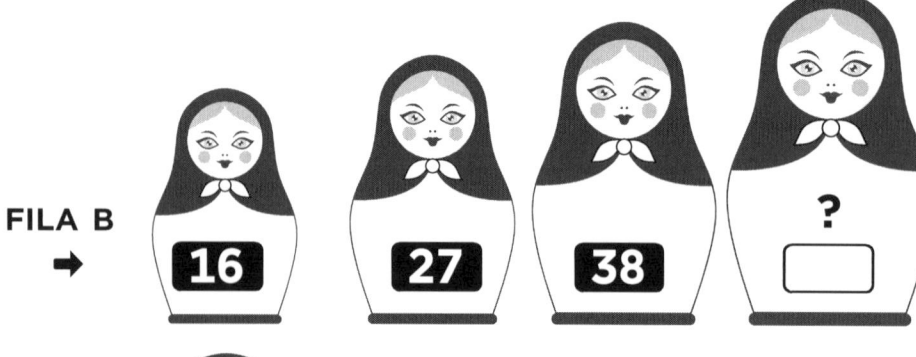

FILA B → 16, 27, 38, ?

Las muñecas tradicionales rusas se llaman Matryoshkas y se guardan una dentro de la siguiente. Son una alegoría de las diferentes generaciones de una familia.

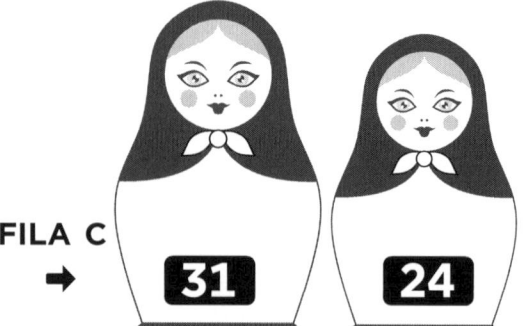

FILA C → 31, 24, 17, ?

### ¿Sabrías completar el número que falta en cada fila?

Soluciones en página 119

# Distancia insignificante

Cuando alguien lo es todo, la distancia se reduce a nada.
**Conecta la distancia entre búhos** uniendo del 1 al 16. **¡Dale color a esas rapaces!**

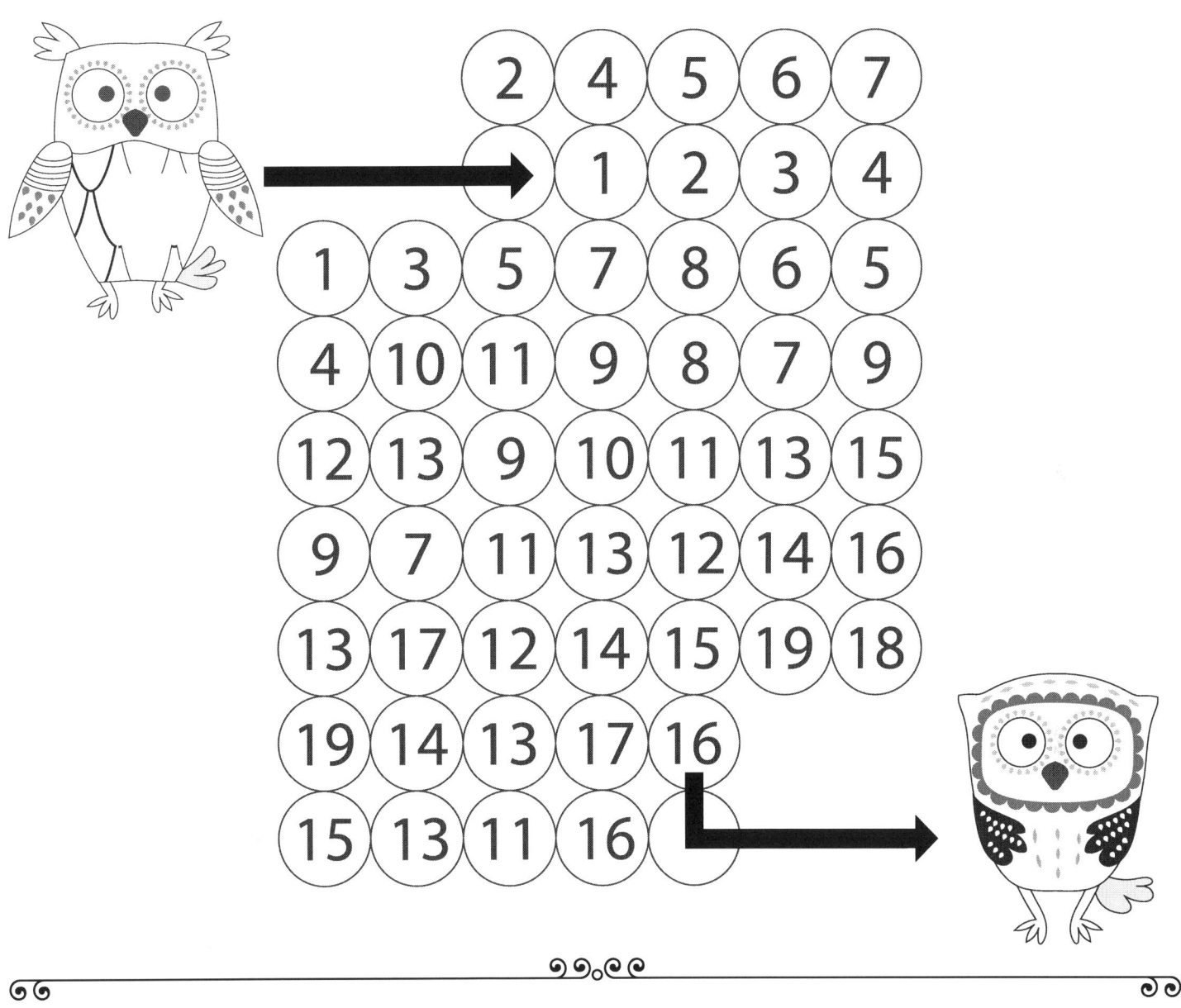

¿Recuerdas **el lugar a mas distancia** donde has viajado?

Lugar donde viajaste ➡ _____

Personas con las que fuiste ➡ _____
_____
_____
_____

# El mundo marino

El mundo marino tiene tesoros y rarezas increíbles. Animales de todo tipo. ¿Sabías que **los pulpos tienen tres corazones** y están alojados en la cabeza?

```
W G K A Q D J Q E Z D V N W Q A T X V D
V T B N O A M J I S K R I R B N Z B T F
R B M A B H H O M M P O P B T K D B G K
S B F M C H C A J E M L A C X D A O X F
N W A J E A C N W J D E P M E Z L D G F
S G K P B E L D A I P U L P O J I G V O
R M V A L N H A X L W Z S R Q T U T P B
Q D L G N O K T O L N O H A A D G R X R
F L T I I R R K U O N O V D P M N I U U
A Q D L U L R U I N O Z P K C M A D P X
U W D D B E K R V X R Z M Z E R M L B Z
B Z Y D Z G U F I M U N G P A H L T A J
U N D A W T M S Q J B U Q O E A M N E C
C F B L S O J F Z L I A Y C C W V N K H
V O J E R G N A C I T Y J R E B W X Z X
B C F S W M P O G L F D X W H R K K Y F
W Z A C J K B O G A V A N T E A V W G U
```

☐ ALMEJA      ☐ CABALLA     ☐ MEDUSA
☐ ANCHOA      ☐ CALAMAR     ☐ MEJILLÓN
☐ ANGUILA     ☐ CANGREJO    ☐ MORSA
☐ BACALAO     ☐ ESTURIÓN    ☐ PULPO
☐ BOGAVANTE   ☐ GAMBA       ☐ TIBURÓN

Solución a partir página 117

# La sabiduría de refranes

Los refranes son un *pozo de sabiduría* que nos dejan las generaciones pasadas. Como bien dice uno de ellos: **Quien de refranes no sabe, ¿qué es lo que sabe?**

**Conecta los principios de los refranes** con el final adecuado. (Solución pág 120)

| | |
|---|---|
| La excepción... | ... y échate a dormir. |
| Quién a hierro mata... | ... que nunca. |
| El poeta no nace... | del árbol caído. |
| Lo cortés... | ... se acusa. |
| Mujer prevenida... | ... lo que cuenta. |
| Gallo que no canta... | ... rompe el saco. |
| Quién mucho duerme... | ... se hace. |
| Con la barriga vacía... | ... la boca del asno. |
| Cría la fama... | ... hace la regla. |
| El que se excusa | ... algo tiene en la garganta. |
| Más vale tarde... | ... vale por dos. |
| La intención es... | ... nadie muestra alegría. |
| La miel no está hecha para... | ... a hierro muere. |
| La avaricia... | ... no quita lo valiente. |
| Hacer leña... | ... poco aprende. |

Escribe **tu dicho popular favorito**. Explica sus significado con tus palabras.

Mi refrán favorito es ➡ _____

Significado del refrán ➡ _____

## Lo bello es lo verdadero

Aunque el pavo real sea el símbolo de la belleza, nunca olvides:
La belleza exterior no es más que el encanto de un instante.
**La apariencia del cuerpo no siempre es el reflejo del alma.**

Colorea este pavo real

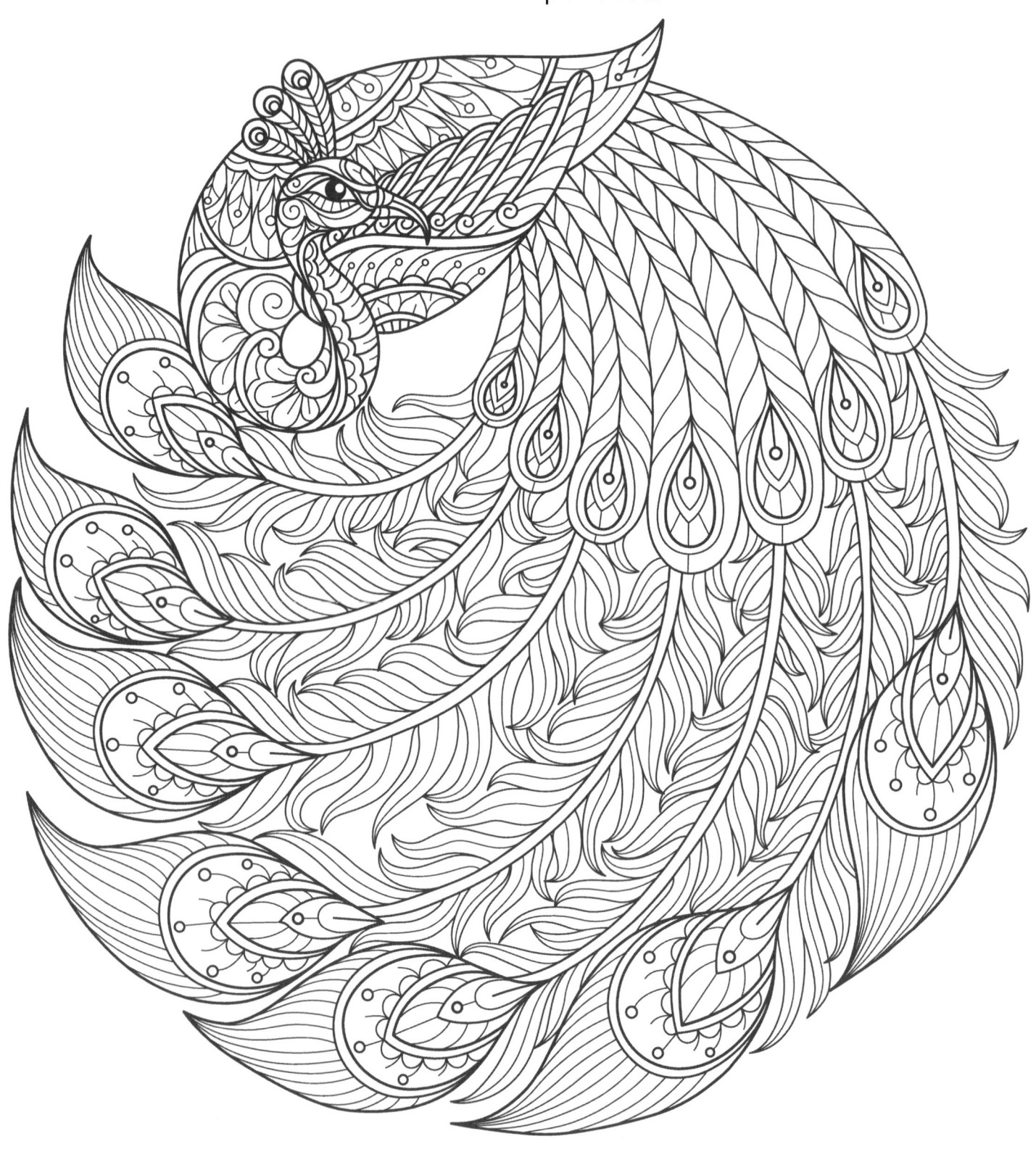

# El amor de los loros

Una curiosidad sobre loros:

Los loros son monógamos. Una vez han escogido la pareja es para toda la vida.

Fíjate bien en el dibujo de la izquierda e intenta **reproducirlo en la cuadrícula.**

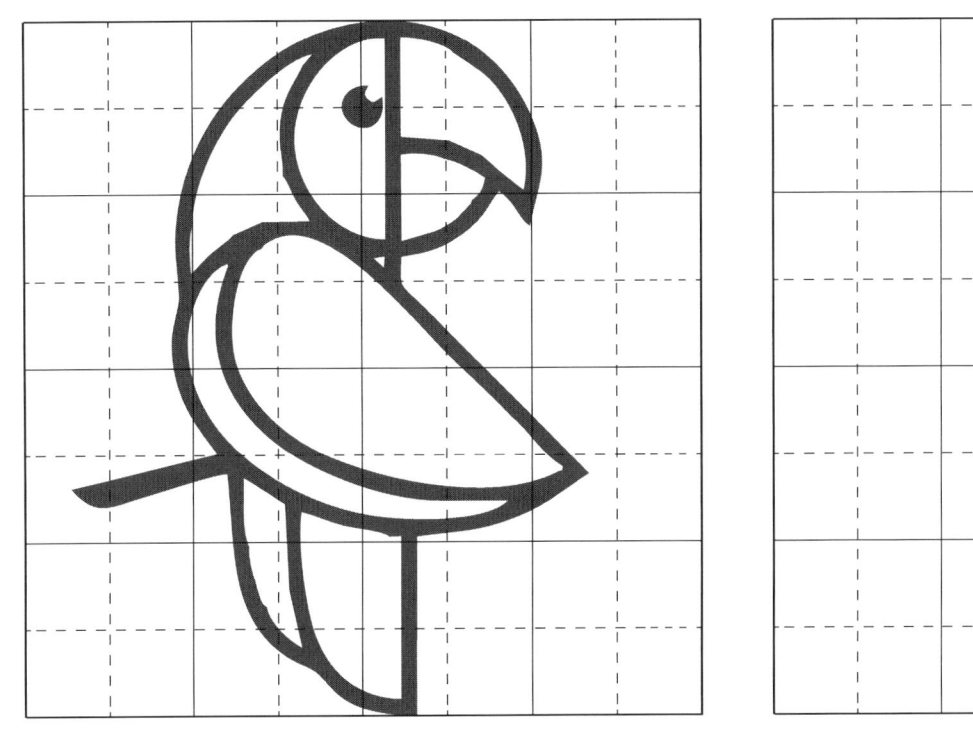
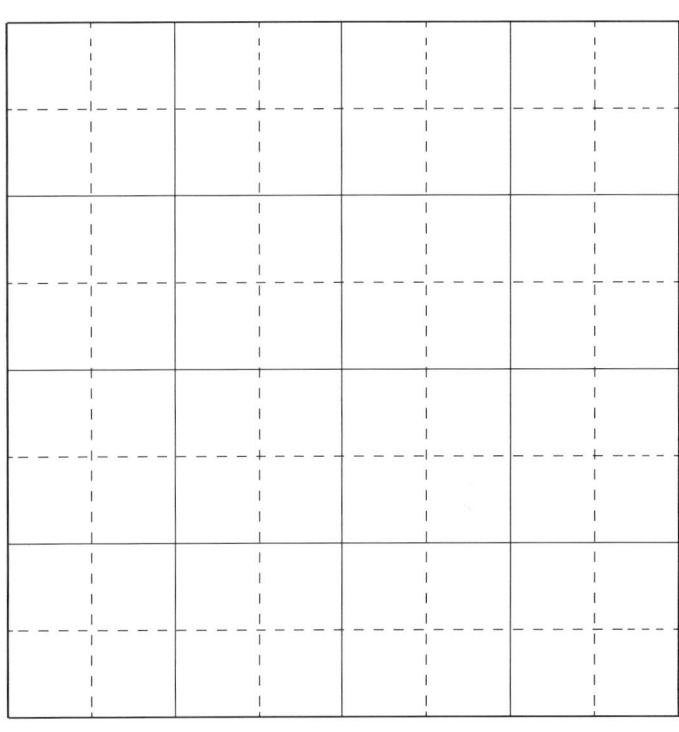

LO - RO

Intenta recordar el mayor número de palabras que **contengan "LO", RO y R y L**

Fíjate en los ejemplos que ya están rellenados.

| Palabras con **LO** | Palabras con **RO** | Palabras con **R y L** |
|---|---|---|
| LOBO | ROBAR | RELIQUIA |
| LOCUAZ | ROMERÍA | RULETA |

# Cacao mágico

El árbol del cacao ha estado asociado a la magia tradicionalmente.
Sus frutos y semillas eran llamados **"alimento de los dioses"** por los aztecas.

Escribe **cuatro postres que tengan chocolate.** Por ejemplo: "Trufas"

Primer postre ➡ _____     Tercer postre ➡ _____

Segundo postre ➡ _____     Cuarto postre ➡ _____

La pastelera del pueblo ha mezclado sin querer la bandeja con repostería.
**¿Puedes decir cuántos hay de cada tipo?** (Solución página 120)

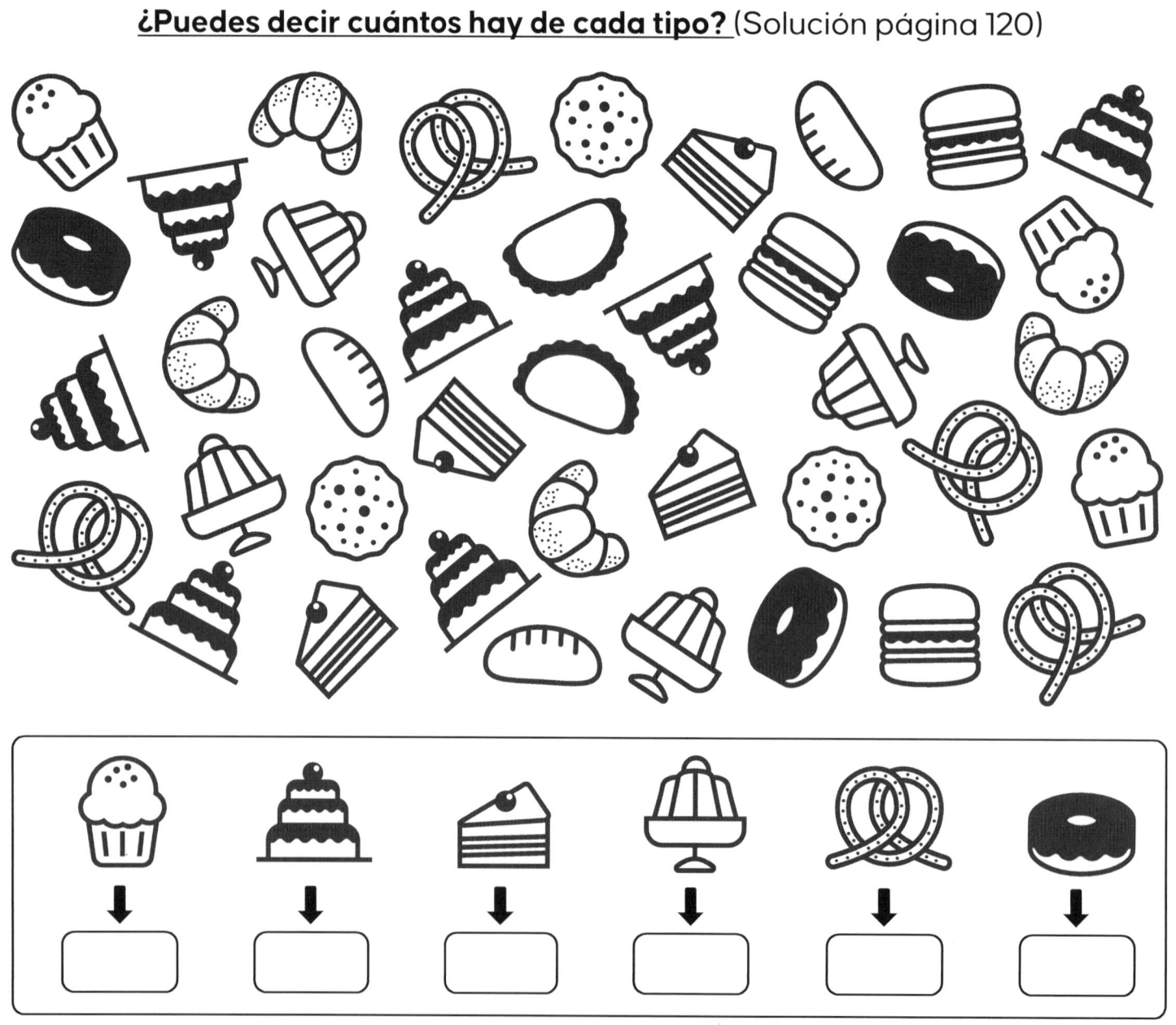

Pag. 20                                                                                         Positiva Mente - Vol. 01

# Matemáticas curiosas

Una curiosidad matemática:
Si multiplicas 111111111 x 111111111 el resultado es capicúa: 12345678987654321

Solución en página 138

# Adivinanzas con dibujo

En esta página encontrarás **9 adivinanzas**.
Intenta encontrar la respuesta. Los dibujos de abajo **son pistas a las soluciones.**

01 ¿Qué da órdenes y las recibe, autoriza algunas y prohíbe otras?

02 ¿Dónde hay ríos sin agua, ciudades sin casas y bosques sin árboles?

03 Si las dejas se pasan, pero para venderlas las pesas.

04 Es blanco como la sal y, aunque se puede abrir, no se cierra.

05 Puedes pararlo con una mano y pagarlo con la otra.

06 Son doce señoras con medias, pero sin zapatos. ¿De quiénes se trata?

07 ¿Qué se encuentra entre playa y mar?

08 Cuando lo nombras ya no estará porque desaparece.

09 Aunque fui por él, no lo traje.

Solución, gira la página:

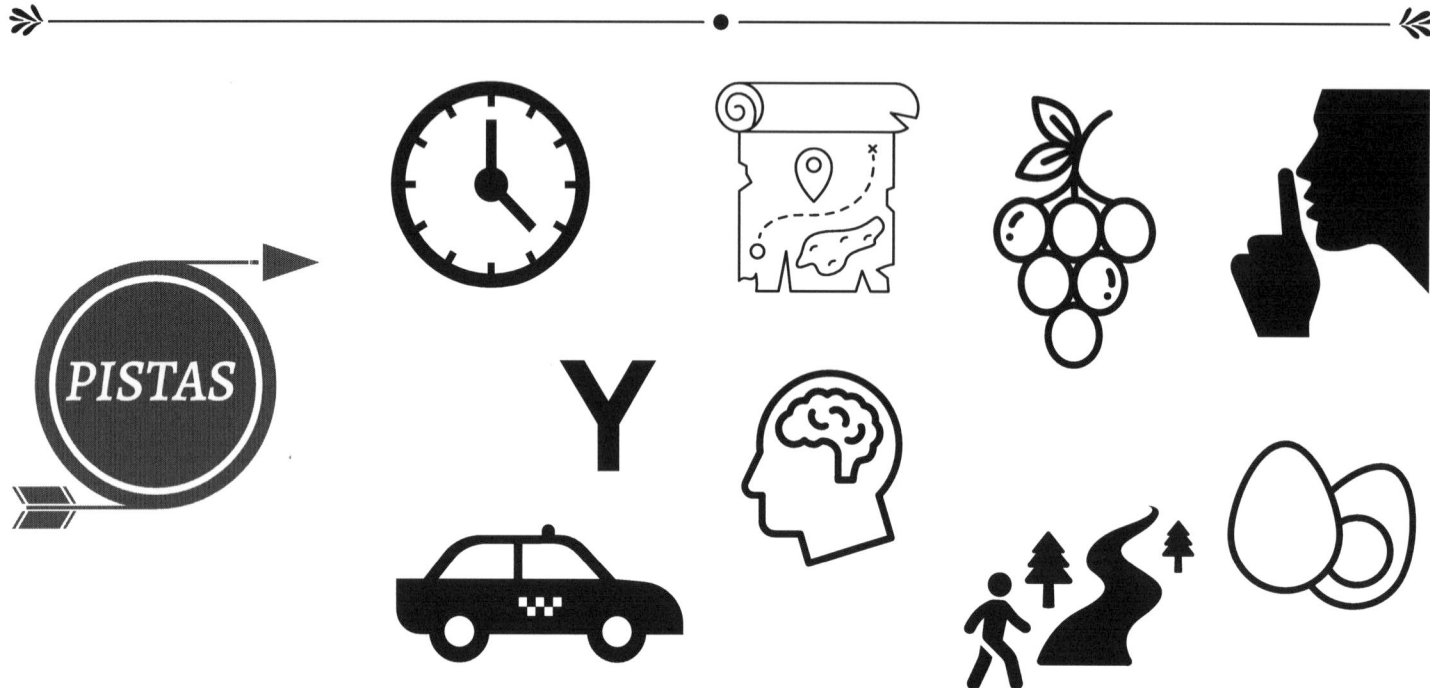

1. EL CEREBRO
2. UN MAPA
3. LAS UVAS
4. CÁSCARA HUEVO
5. UN TAXI
6. HORAS DEL RELOJ
7. LA LETRA "Y"
8. EL SILENCIO
9. UN CAMINO

# Siempre hay una salida

El laberinto más difícil del mundo se encuentra en la Villa Pisani en Venecia.
Se construyó en el Siglo XVIII y Napoleón fue incapaz de resolverlo.

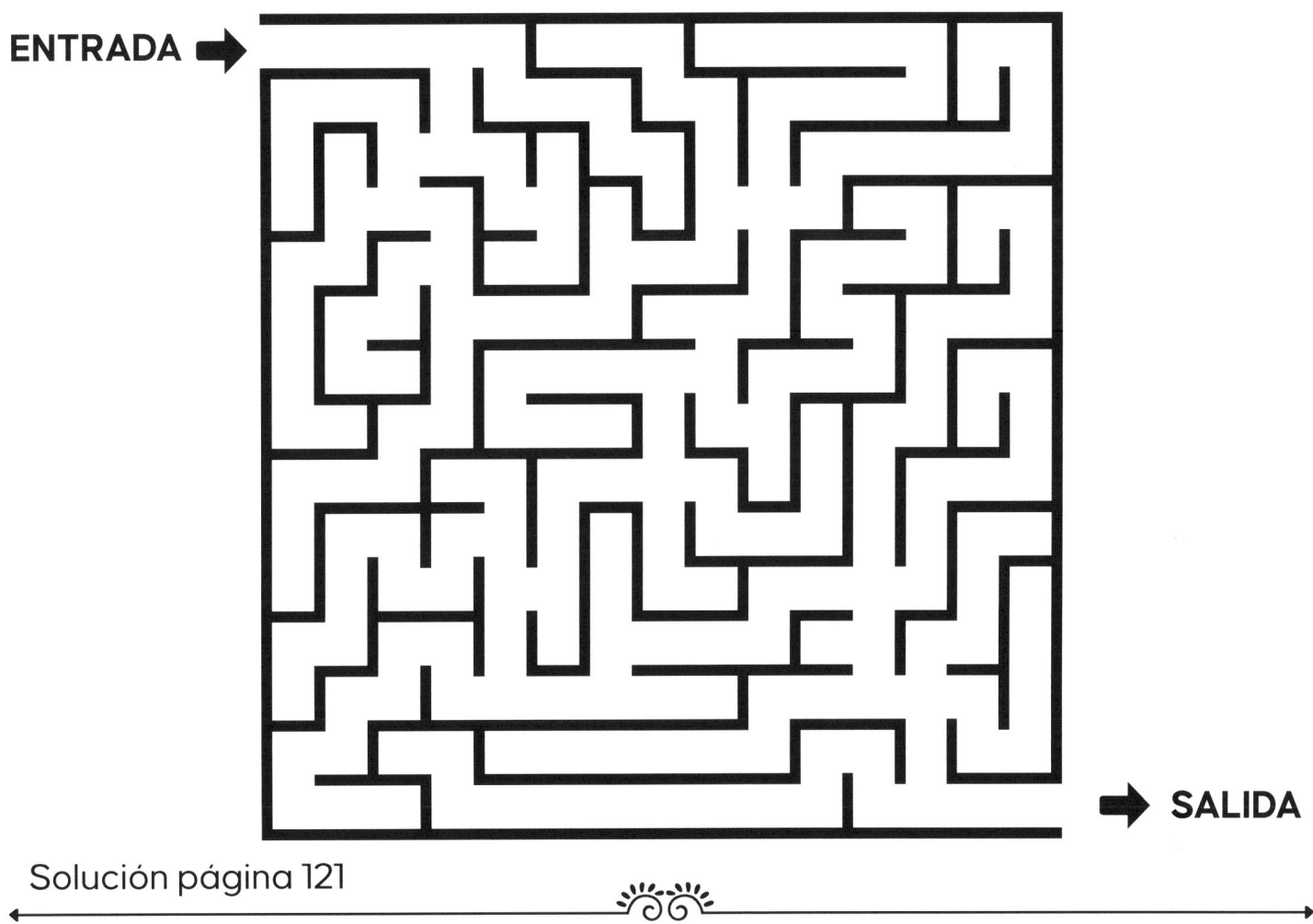

Solución página 121

Escribe **un pequeño diario para recordar** y un **consejo para tus nietos**
Recuerda un problema que tuviste en la juventud y como encontraste la salida.
¿Qué consejo **le darías a tus nietos** cuando piensen que están perdidos?

Problema de juventud ➡ _____

Consejo para mis nietos ➡

_____
_____
_____
_____
_____
_____

# La atracción de las ciudades

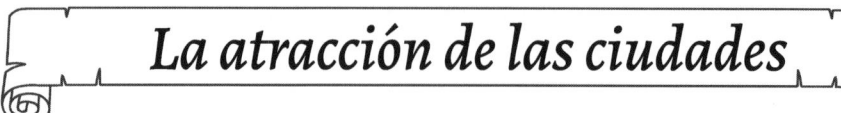

Las ciudades han atraído a muchísima población en busca de oportunidades. Son lugares muy vitales, pero pueden volverse auténticas junglas de hormigón.

Curiosidad: Hasta los años 20, en Nueva York **sólo había mudanzas el 1 de Mayo.**

**Nombra la ciudad y el país debajo de sus edificios emblemáticos**

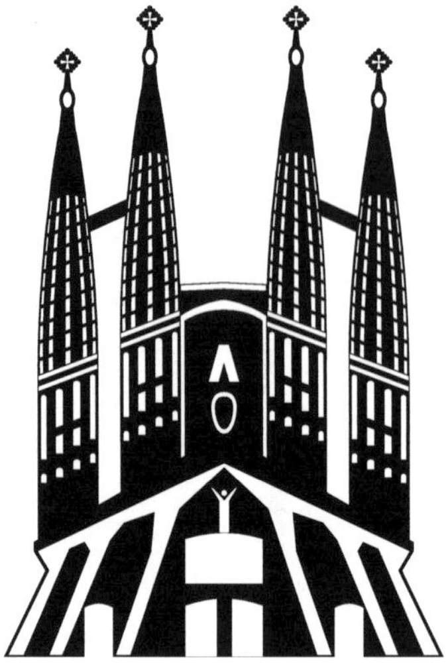

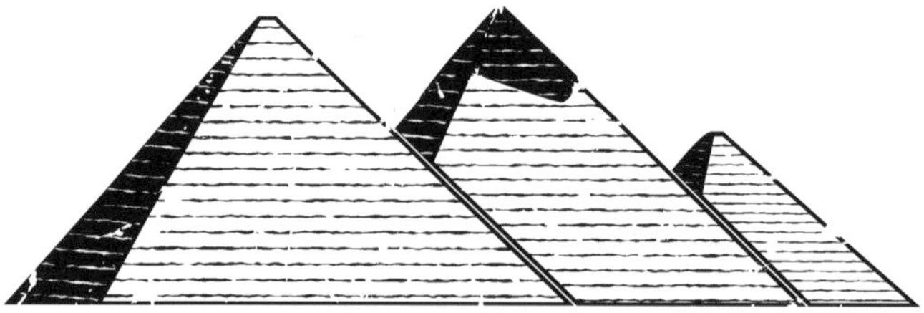

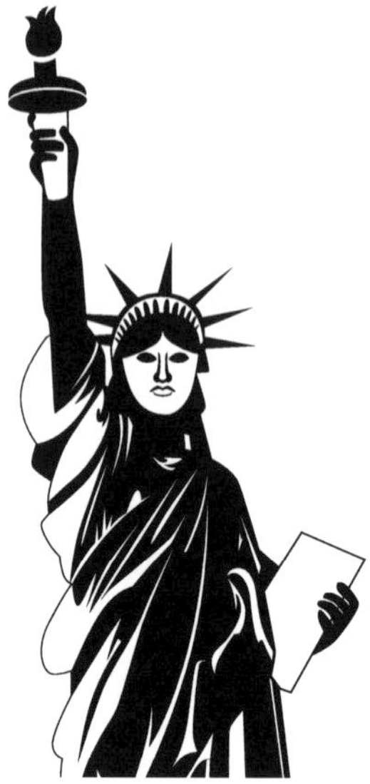

01.

02.

03.

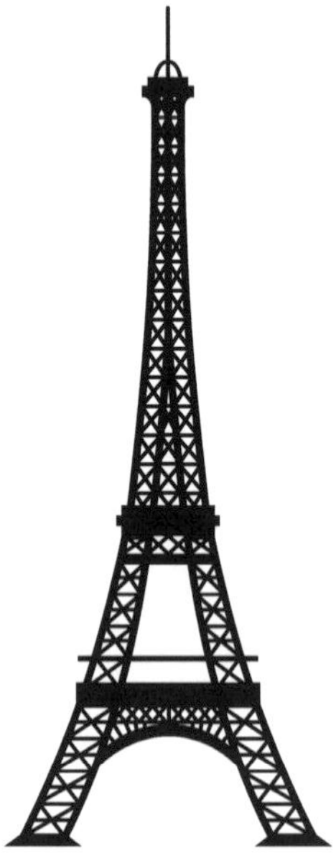

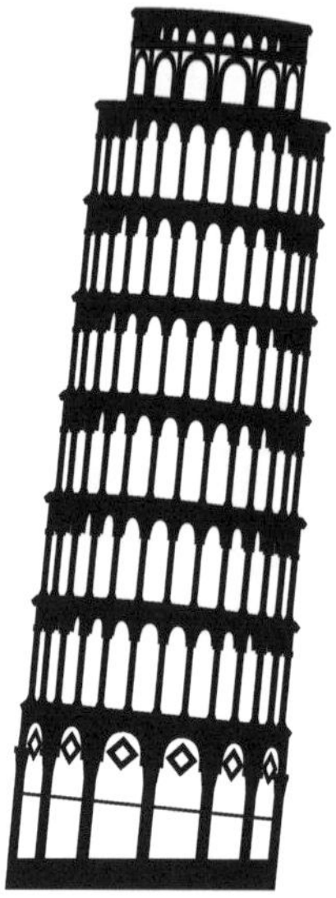

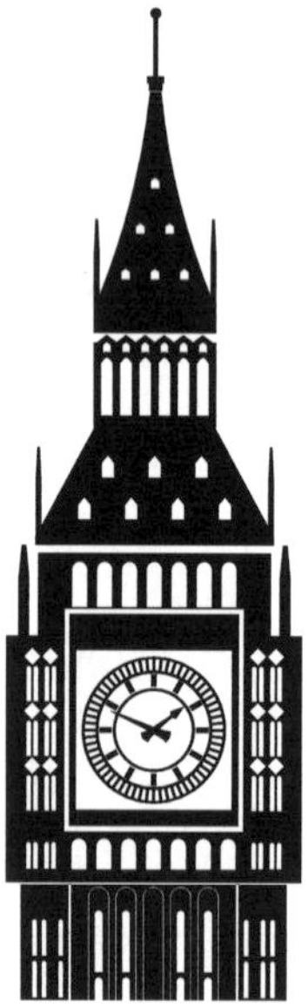

04.

05.

06.

1. Barcelona, España. 2. El Cairo, Egipto. 3. Nueva York, Estados Unidos. 4. París, Francia 5. Pisa, Italia 6. Londres, Reino Unido

# La gran muralla China

La muralla China tiene más de 21.000 kilómetros de largo (casi el doble del diámetro toral de la Tierra) y se tardó en construir más de 2.000 años.

```
A G Z A L T F M A P W S N B D J B M I X
C O L I S E O G U Z W Z D V G E A C X M
O L L W E R G M Y H T Z L S Z R U R J H
Z L L C R L F Z T Q F E W Z Y O K O E A
V I C T O R I A N O Z G C N Q G D P U
L T A G C T M E F S W I B A V L Y A C J
P S Y V N O N E T R A P M F R I G R N V
J A Z L R R X E B A D T L U K F R E W S
Y C Q M O T E K I U L O I B O I C P G V
Z G B F B S C V T M G L C W L C M M R F
L P I X F U J I O Q I R A A U O A E Q L
H P X I J R V O G L U C N R R X K Z L
T A N T T A O O C Z U M A F U V C W X L
H J K Q L P J D A Q S C M N J M N W K H
E G I C I T V D W G X E I G E P O I Z X
F N S Z X I A C P Y D Y L O O R S M O A
N E E K D S P E E W X H T V N T Y B Q B
```

- ☐ AZTECA
- ☐ CASTILLO
- ☐ COLISEO
- ☐ CRUZADAS
- ☐ EGIPTO
- ☐ EMPERADOR
- ☐ ESCLAVITUD
- ☐ ESFINJE
- ☐ JEROGLÍFICO
- ☐ MURALLA
- ☐ PARTENÓN
- ☐ RENACIMIENTO
- ☐ REVOLUCIÓN
- ☐ ROMA
- ☐ VICTORIANO

Solución página 117

# El mundo apasionante de las flores

En el mundo hay 270 mil especies de plantas diferentes.

## Rastreo visual flores

Mira las flores de abajo. Luego sigue las filas de izquierda a derecha y cuenta cuantas de ese tipo hay.

Después, haz lo mismo para la segunda flor y seguido para la tercera.

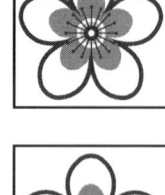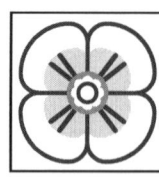
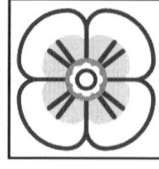

 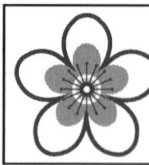

Completa las siguientes palabras. **Todas son nombres de flores populares.**

R__S__
T__L__P__N
MA__G__R__T__
C__A__EL
N__RC__S__
__IR__S__L

__AM__A__ILL__
H__R__EN__I__
GL__D__OL__
__IR__O
G__RD__N__A
__EN__A__IENT__

__AZ__I__
LA__A__D__
CR__S__NT__M__
__A__AS
__ET__N__A
__IOL__T__

Solución en página 121

# Tulipanes comestibles

Una curiosidad sobre tulipanes: ¿Sabías que se pueden comer?
Durante la Segunda Guerra Mundial se consumían por falta de otros alimentos.

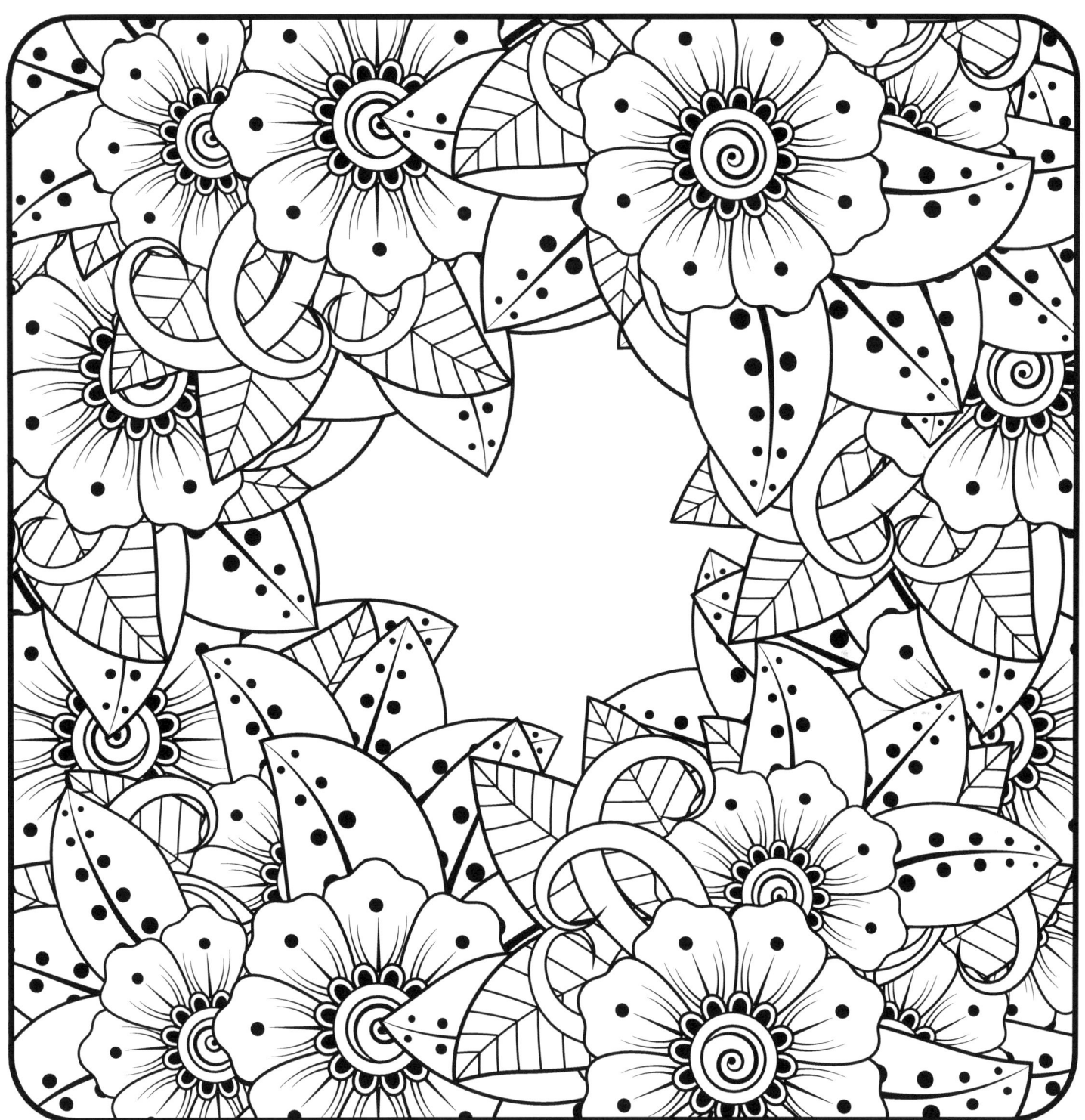

¿Cuál es **tu flor favorita?**. Escríbela aquí debajo y en el centro del dibujo.

Mi flor favorita es ➡ _____

# Amistades para siempre

Cuando la amistad es verdadera, es fuerte como la roca, infinita como el mar.
Una página para pensar sobre la importancia de la amistad en nuestras vidas.

*La amistad es un alma que habita dos cuerpos, un corazón que habita dos almas. Aristóteles.*

Coloca el nombre de **tus seis mejores amigos o amigas** alrededor del corazón. Debajo de su nombre, apunta la que consideras ha sido su mejor cualidad.

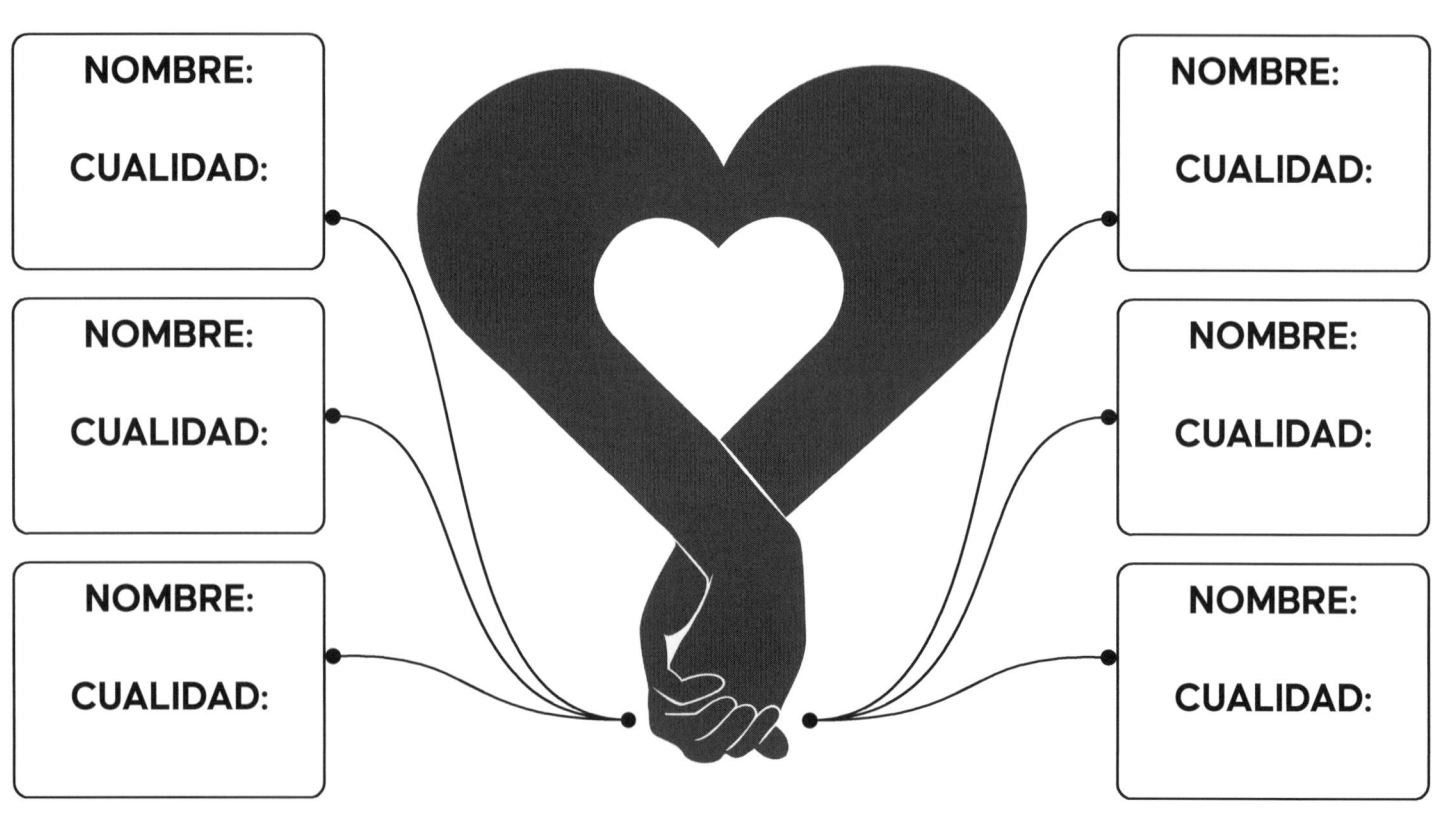

# El mundo de la costura

La reina Victoria fue la primera en llevar un vestido blanco en su boda.
Tacha con una cruz los elementos que **tengan que ver con tejer y la costura:**

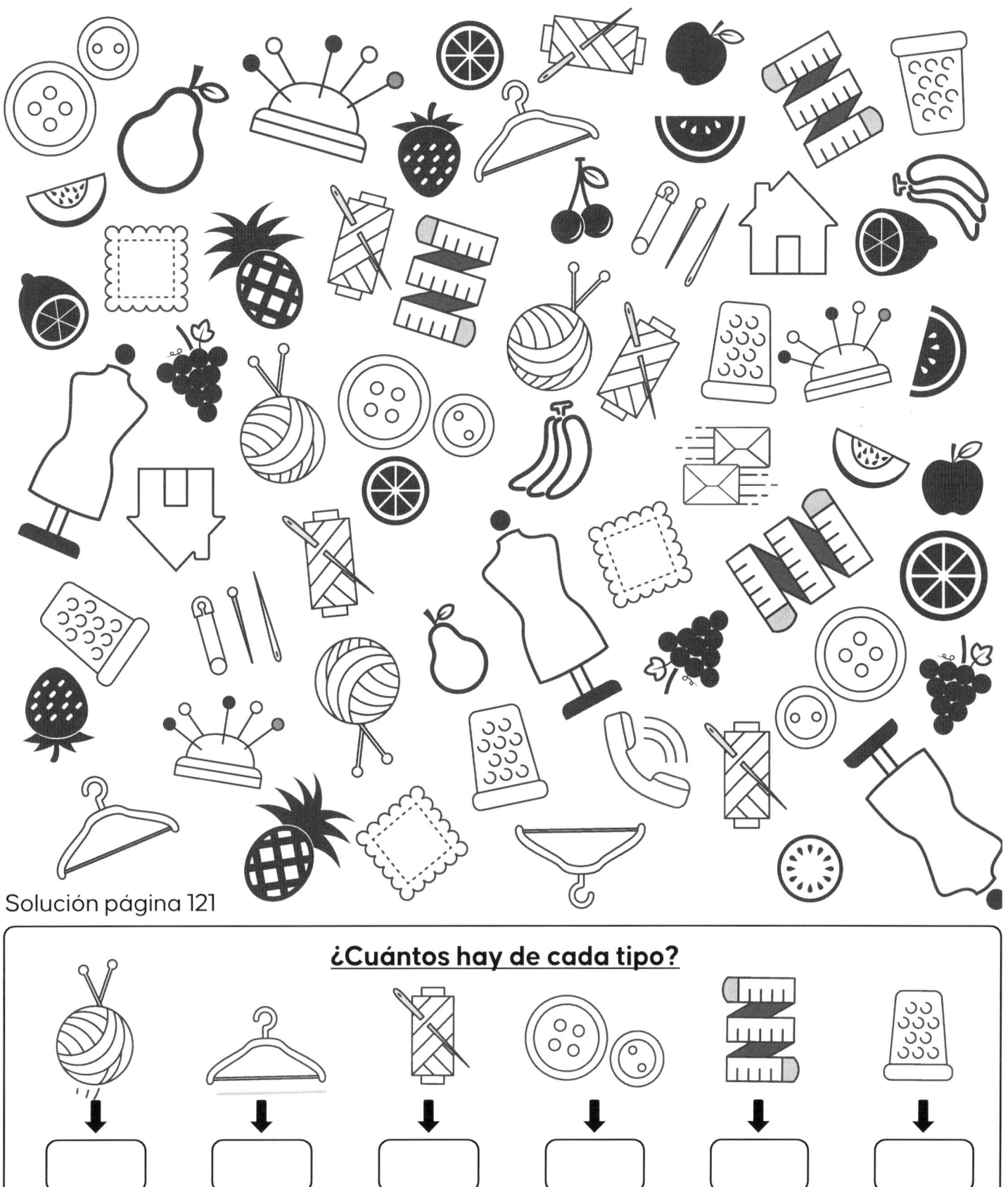

Solución página 121

## ¿Cuántos hay de cada tipo?

# Una página sobre el pasado

"Aquellos que no recuerdan el pasado están condenados a repetirlo". Santayana

Memoriza esta lista de palabras. Después, tápala y responde a las preguntas:

```
FUTBOL              BALLENA
ZANAHORIA           AYUNTAMIENTO
ZAPATO              MANZANO
FRIGORIFICO         CARPINTERO
```

01  ¿Qué profesión había en la lista?  ➡

02  Una palabra que empieza por Z. ¿Cuál era?  ➡

03  Había un animal marino. ¿Recuerdas cuál?  ➡

04  ¿Qué electrodoméstico salía en la lista?  ➡

05  ¿Qué prenda de vestir había?  ➡

06  En la lista había un arbol. ¿Cuál era?  ➡

07  Se nombra un edificio en la lista. ¿Cuál?  ➡

08  ¿Que deporte salía en la lista?  ➡

---

Escribe **seis frases** que contengan las palabras: **PASADO - CAMINO**

Ejemplo: *En el pasado, este camino era de tierra.*

_____

_____

_____

_____

# Comida deliciosa

Curiosidades de comida: Las naranjas siempre tienen un número par de gajos.
¿Sabías que el 50% del aceite de oliva del mundo se hace en España?

**¡Cenamos fuera de casa!**

Te ha tocado un regalo y tienes unos vales para cenar en donde quieras en tu ciudad o pueblo con otra persona.

Piensa cómo organizar la velada y a quien vas a invitar para hacer los arreglos adecuados.

¿Quién te acompaña? ⬇

Escribe que ropa crees apropiada para ponerte:

Escribe tres temas de conversación que se te ocurran:

Iremos al restaurante... ⬇

¿Habrá que reservar? ⬇

☐ Sí   ☐ No

Puntúa del 1 al 10 el sitio si has ido antes:

Calcula cuanto crees que costará la cena e los dos:

Conecta los platos con los ingredientes ciudades o lugares adecuados.

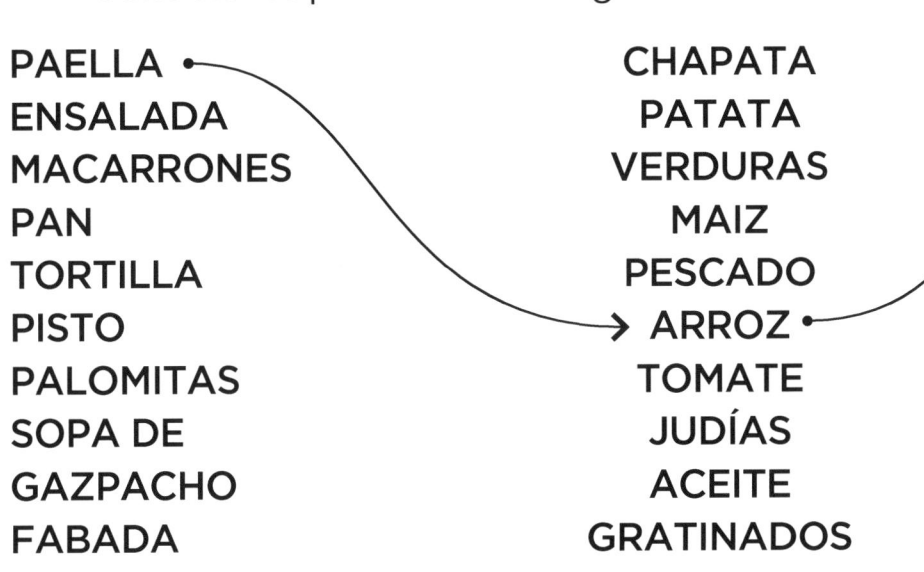

| PAELLA | CHAPATA | VALENCIA |
| ENSALADA | PATATA | CINE |
| MACARRONES | VERDURAS | ANDALUZ |
| PAN | MAIZ | ASTURIAS |
| TORTILLA | PESCADO | CON QUESO |
| PISTO | ARROZ | HARINA DE TRIGO |
| PALOMITAS | TOMATE | VINAGRE |
| SOPA DE | JUDÍAS | CON GAMBAS |
| GAZPACHO | ACEITE | ESPAÑOLA |
| FABADA | GRATINADOS | PIMIENTO |

Solución página 122

# Un día en la granja

¿Sabías que si le pones a una vaca nombre responderá a el?
Completa los nombre de los animales domésticos **fijándote en la silueta**

Solución página 122

| C_____ | V_____ | T_____ | O_____ |

| P_____ | G_____ | C_____ | C_____ | L_____ |

| P_____ | O_____ | P_____ | C_____ | G_____ | G_____ |

Solución página 122

Escribe todas **las actividades** que se te ocurran que se **hacen en una granja.**

_____
_____
_____
_____

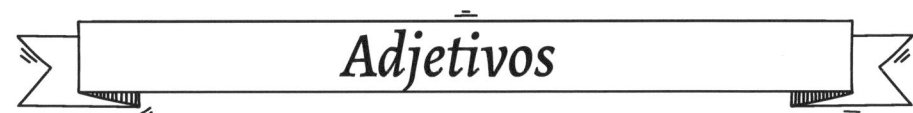

# Adjetivos

En la siguiente lista, marca en la casilla *las palabras que sean adjetivos:*

- ☐ Alegre
- ☐ Pierna
- ☐ Chaqueta
- ☑ Delicioso
- ☐ Mover
- ☐ Huevo
- ☐ Liviano
- ☐ Salvaje
- ☐ Tierra

- ☐ Tranvía
- ☐ Contento
- ☐ Amarillo
- ☐ Intuición
- ☐ Amigable
- ☐ Correr
- ☐ Húmedo
- ☐ Pantalones
- ☐ Último

- ☐ Cafetera
- ☐ Punzante
- ☐ Prado
- ☐ Maloliente
- ☐ Fragancia
- ☐ Agradable
- ☐ Imposible
- ☐ Libro
- ☐ Impresionante

Solución página 123

---

Coloca cada palabra de la lista en el **adjetivo correspondiente.**

Serpiente
Desierto
Ensalada
Loro
Coco
Horno
Ecuador
Manzana

Fuego
Bosque
Verano
Rana
Sol
Tucan
Mono
Sauna

Volcán
Papaya
Mariposas
Trébol
Sopa
Piña
Espinacas
Té

**Verde**

**Caliente - Caluroso**

**Tropical**

Positiva Mente - Vol. 01 — Pag. 33

# Los colores de las frutas

Una página sobre frutas. Lee y **memoriza las siguientes 6 palabras.**
Después tapa las palabras e intenta reconocer el máximo número de frutas.

| NARANJA  FRESA | LIMÓN  SANDÍA | UVAS  PLÁTANO |
|---|---|---|

¿Cuál era tu **canción preferida** de joven? ¿Recuerdas el estribillo? Escríbelo aquí:

Fruta preferida ➡ _____

Estación en la que se produce ➡ _____

Fruta que menos te gusta ➡ _____

Mermelada de fruta preferida ➡ _____

# Adivinanzas sobre frutas

En esta página encontrarás **8 adivinanzas sobre frutas**
Intenta encontrar la respuesta. Los dibujos de abajo **son pistas a las soluciones.**

01  Una señorita muy señoreada, lleva sombrero verde y blusa colorada.

02  No toma té, ni toma café, y está colorado, ¿sabes quién es?

03  Una vieja arrugadita que de joven daba vino y ahora es una frutita.

04  Blanco nacimiento, verde mi niñez, roja mi madurez y negra mi vejez.

05  Amarillo por fuera, amarillo por dentro y con un corazón en el centro.

06  Tiene ojos y no ve, tiene agua y no la bebe, tiene carne y no la com.

07  A veces blanquita, a veces negrita y siempre bolita.

08  A mi me tratan de santa y conmigo traigo el día. soy redonda y encarnada y tengo la sangre fría.

Solución, gira la página:

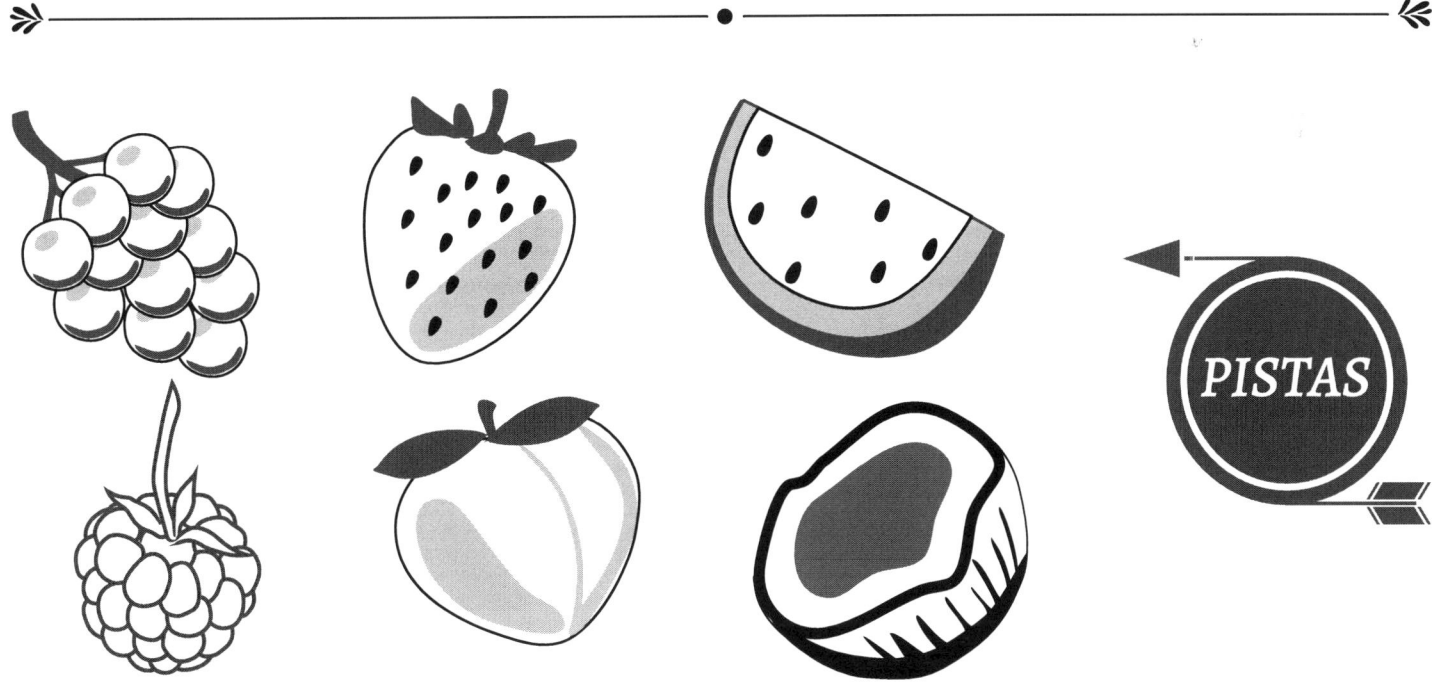

1. LA FRESA
2. UN TOMATE
3. LAS UVAS PASAS
4. LA MORA
5. EL MELOCOTÓN
6. EL COCO
7. LA UVA
8. LA SANDÍA

# Península ibérica

**Coloca el número de cada lugar** en el mapa de la península.

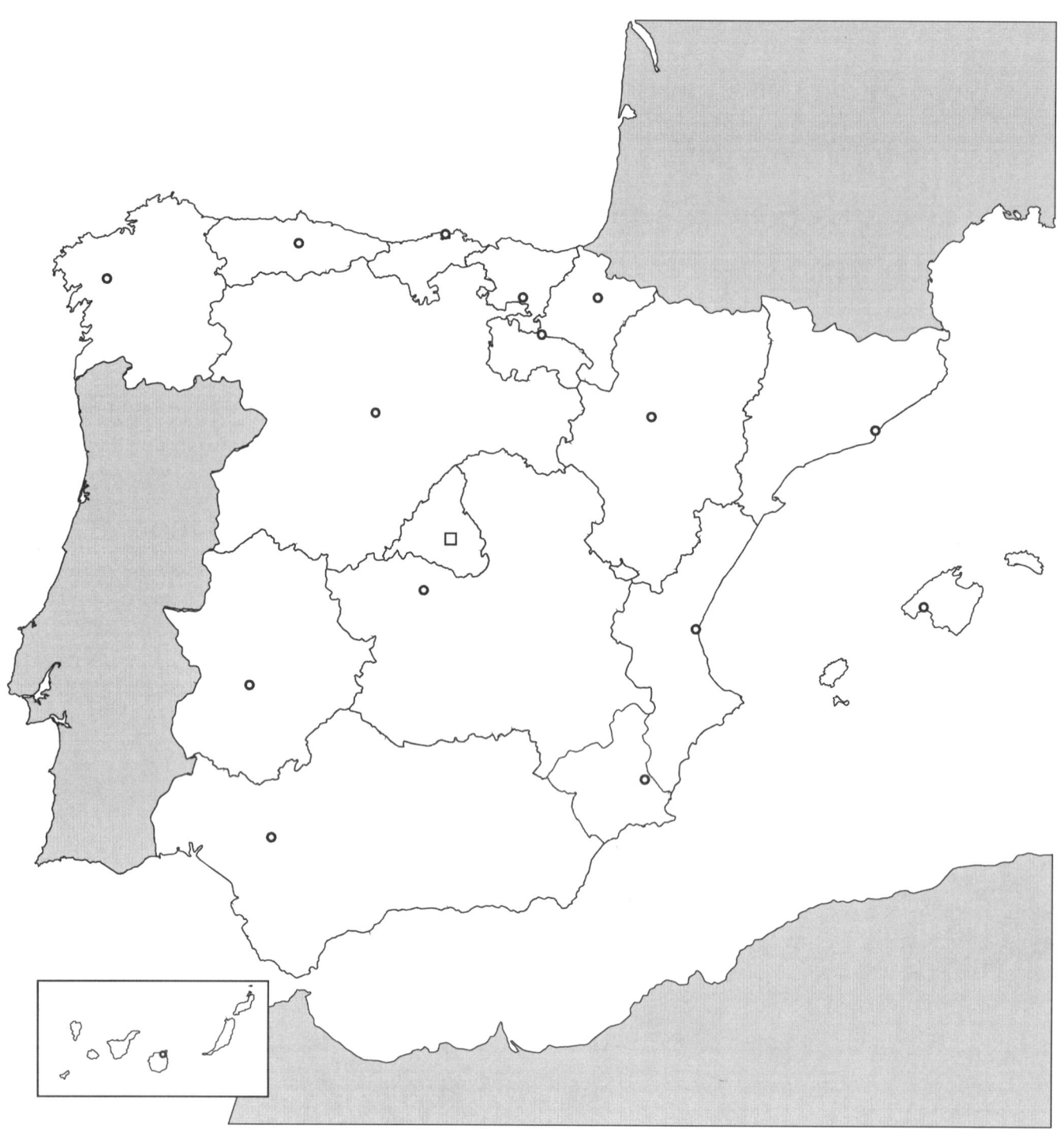

| | | |
|---|---|---|
| 01 → Navarra | 06 → Francia | 11 → Extremadura |
| 02 → Barcelona | 07 → Madrid | 12 → Portugal |
| 03 → Andalucía | 08 → Pais Vasco | 13 → Valencia |
| 04 → Marruecos | 09 → Galicia | 14 → Mallorca |
| 05 → Cantabria | 10 → Castilla León | 15 → Canarias |

# El color púpura en la Iglesia

El púrpura es el color más usado por la Iglesia. Sin embargo, el Papa **viste túnica blanca** porque Pio V, en 1556, no quiso cambiar el habito blanco de dominico.

```
D C Q T N I O B A N P U B P S G Y V P L
O L A Z S P N I I A B C Q T F K J O T W
K F R I Z D D B C H M J V T I G U U B S
F I U R A O U L N R T P I K G F Q G N B
P E M M A B D I E E I E K O L F A T S H
T W G X E I L A E E W S T O E I I N U Y
F K L X O G Q G R I S N T X S N M N K
C K K S U I Z S C G E N R I I V V H R J
S R V H U C C E Q M A Y N D A Q D J A N
L C U A Z N A B A L A S J J N N B M F O
S Z H Z S R M R E N S R U E J E D G R P
E V J H P U C N E X Y R A U P B Y A Q J
D K J U D A I S M O A Y F Z H B C V D Q
S H O M S I D U B R D C Y X E I N P F O
J O W H S G J J O P G Z K X O R H B L M
Q F N D H C K D N D S S L N E H C G C X
O R P A X Z A L V O J B P W F A K O N X
```

- ☐ ADORAR
- ☐ ALABANZA
- ☐ BIBLIA
- ☐ BUDISMO
- ☐ CREENCIA
- ☐ CRISTIANDAD
- ☐ CRUZ
- ☐ DIOS
- ☐ FE
- ☐ IGLESIA
- ☐ JUDAÍSMO
- ☐ ORACIÓN
- ☐ REZAR
- ☐ SACRAMENTO
- ☐ SAGRADO

Solución página 117

# El mundo de los árboles

El árbol más longevo del mundo es un pino que tiene **4.871 años** de edad.
Le llaman "Matusalén" y está en el Parque Nacional Inyo, en Estados Unidos.

Intenta escribir el mayor número de palabras **fijándote en el título.**
Fíjate en los ejemplos que ya están rellenados.

| Arboles **FRUTALES** | Palabras con **AR** | Palabras con **BOL** |
|---|---|---|
| MANZANO | ARMAR | BOLÍGRAFO |
| CEREZO | ARTILLERÍA | BOLO |

---

Fíjate bien en la **hoja de roble** de la izquierda y **reproduce lo en la cuadrícula.**

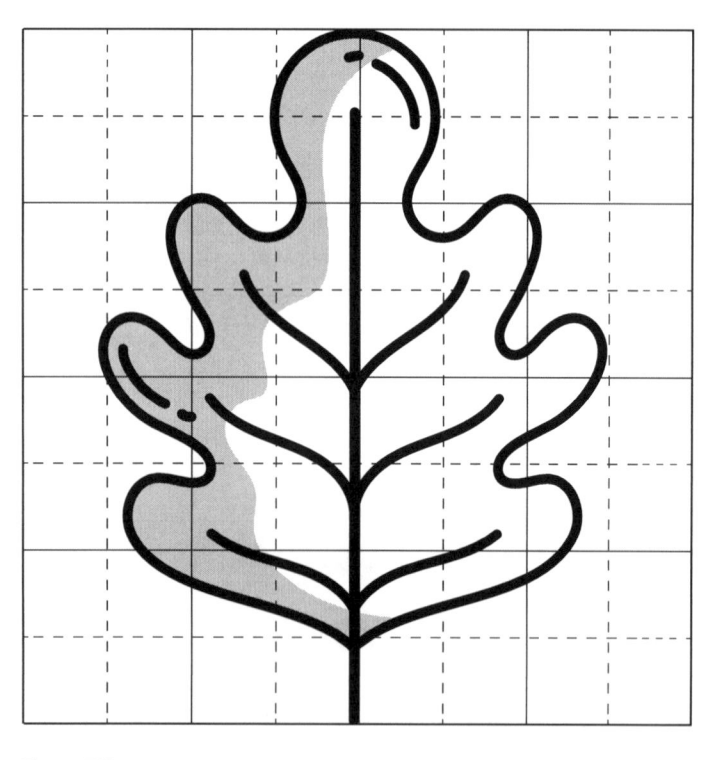

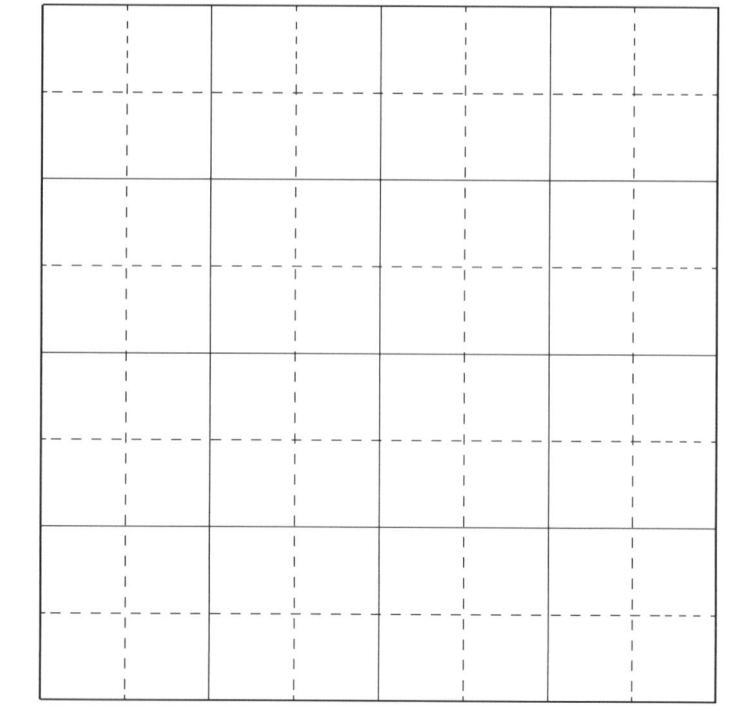

## *Ciervos majestuosos*

Los ciervos son animales majestuosos. Sus orejas funcionan como un radar. Un ciervo será capaz de **olerte en el bosque a un kilómetro de distancia.**

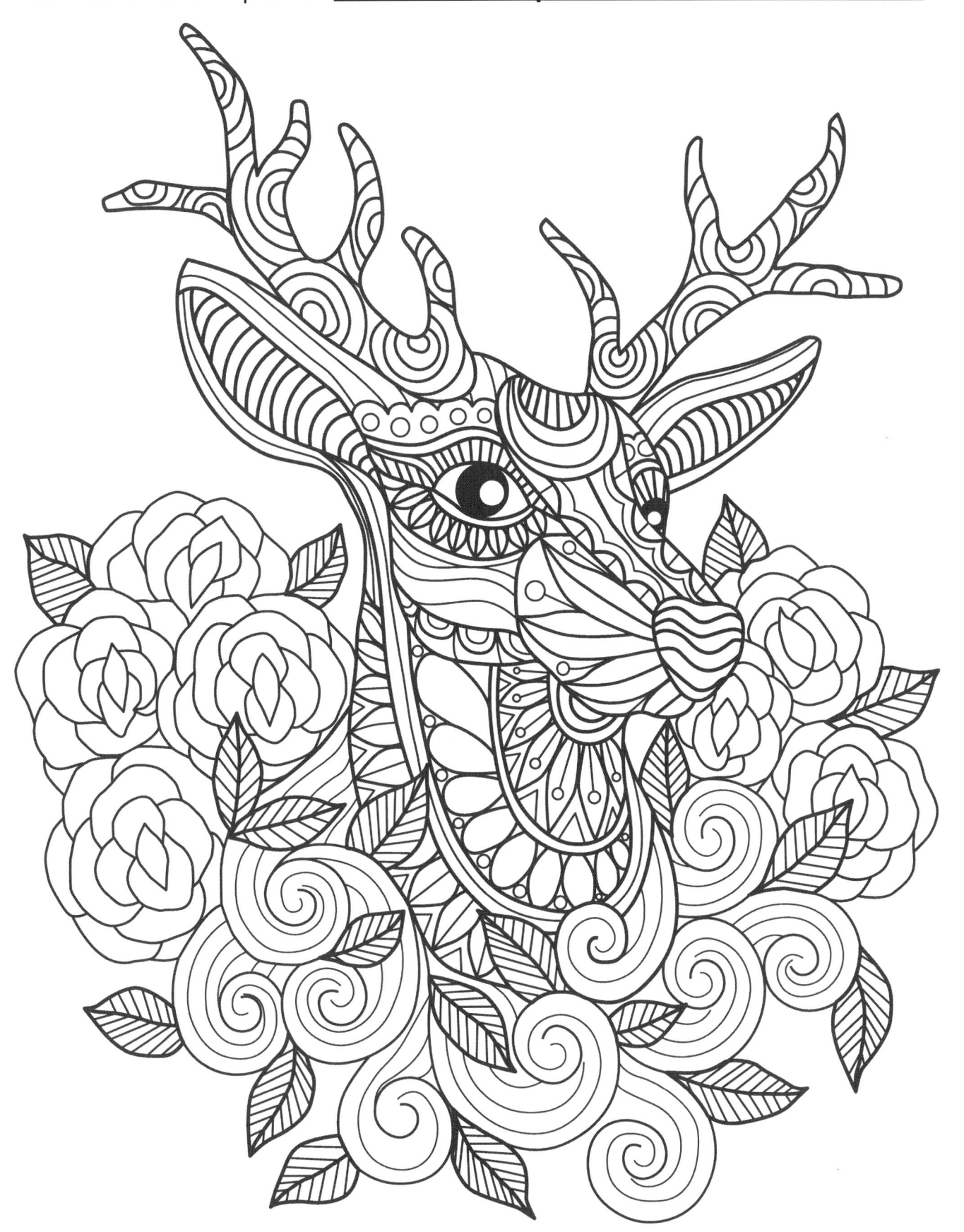

# Teorema matemático

El teorema más estudiado es el de Pitágoras, un matemáticos griego.
En la actualidad, hay más de 370 demostraciones válidas al teorema.

# Columnas de Grecia clásica

La Grecia Clásica fue un periodo de gran esplendor arquitectónico.
Lee el texto y fíjate bien en el dibujo. Tápalo contesta a las preguntas de abajo.

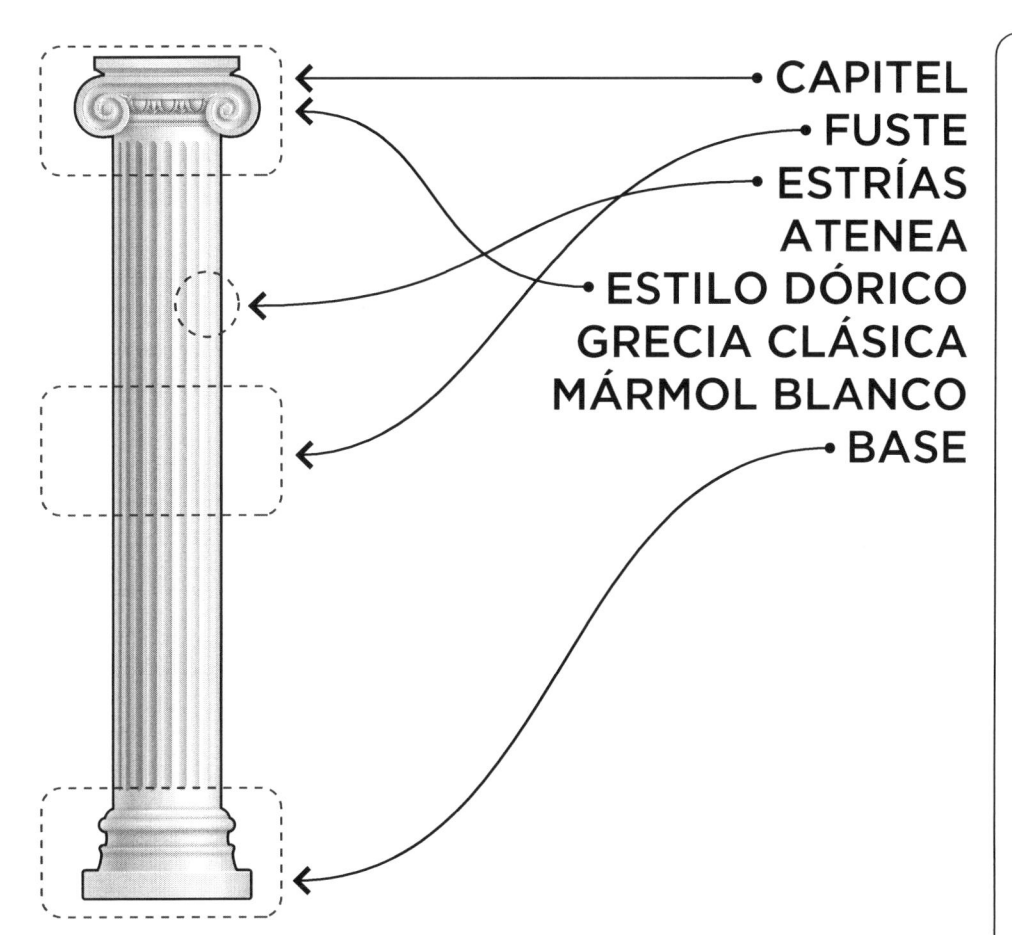

- CAPITEL
- FUSTE
- ESTRÍAS
- ATENEA
- ESTILO DÓRICO
- GRECIA CLÁSICA
- MÁRMOL BLANCO
- BASE

El Partenón, se construyó en la **GRECIA CLÁSICA,** estaba dedicado a la diosa Atenea y era de **MARMOL BLANCO**. Las columnas están formadas por **BASE, FUSTE y CAPITEL**. El **CAPITEL** es la parte de arriba de la columna, el **FUSTE** es la parte central. Las **ESTRÍAS** son los "surcos que recorren el **FUSTE.** El capitel de esta columna es de **ESTILO DÓRICO**

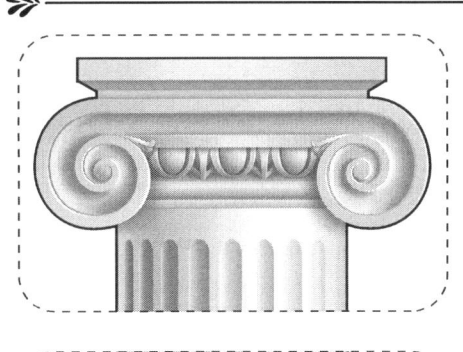

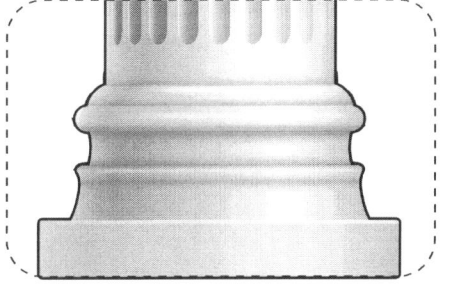

¿A quién se dedicaba el Partenón?

Nombre de la parte de arriba de las columnas?

¿De qué material estaba hecho el templo?

¿Cuál es el estilo del capitel?

¿Cómo se llama la parte del centro? ¿Y la de abajo?

¿En que periodo de la Historia se construyó?

¿Cómo se llaman los surcos del fuste?

# La importancia de la humildad

La humildad es una de las virtudes más infravaloradas.
Ser humilde jugará a nuestro favor en muchísimas ocasiones en la vida.

*La humildad es la llave que abre las puertas, la prepotencia cierra todas. Proverbio japonés.*

---

Pinta de varios colores todas las letras contenidas en **HUMILDAD**. **Hay repetidas.**

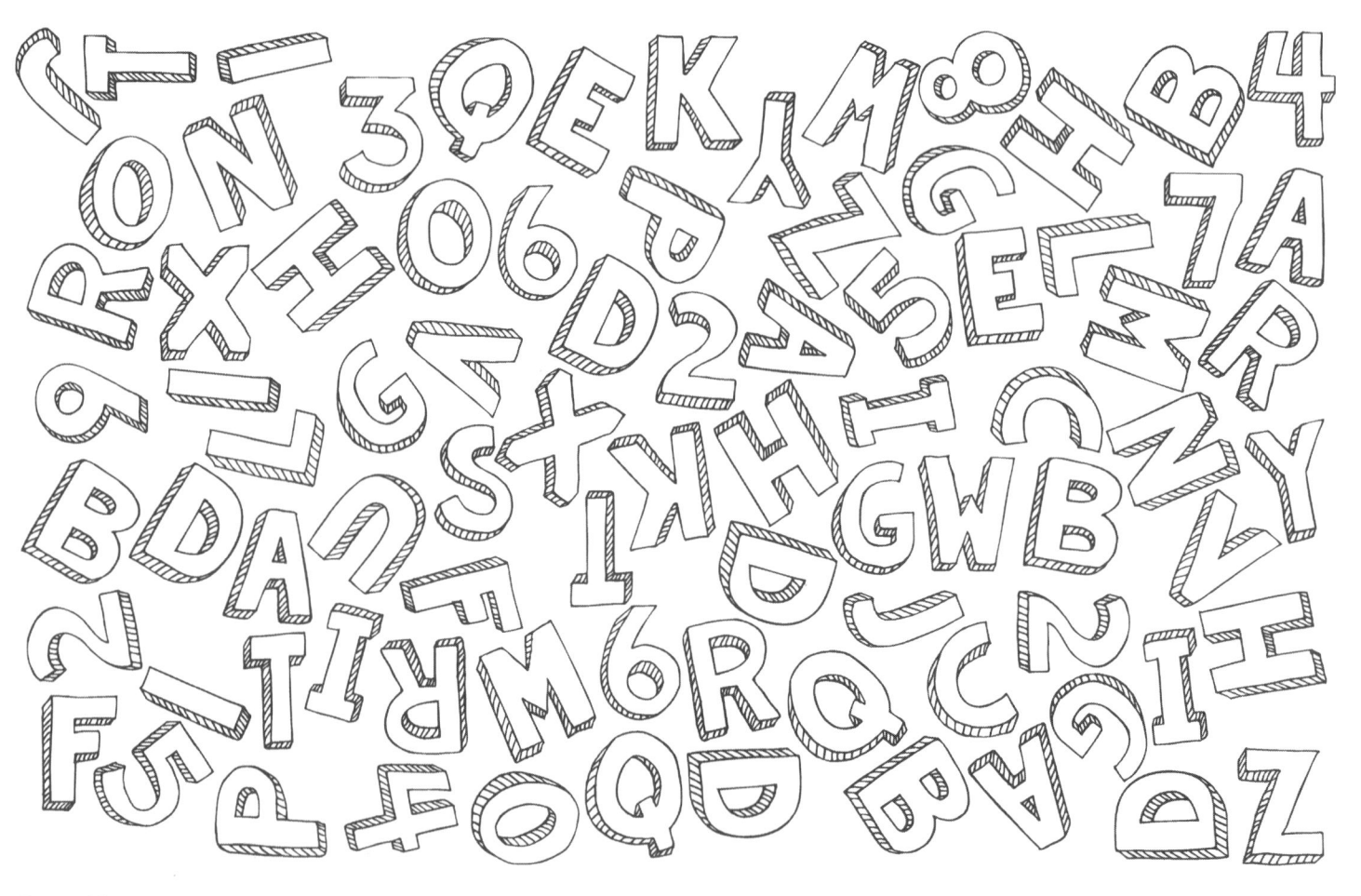

# Un día otoñal

"Prefiero otoño a primavera. En el otoño se mira al cielo, en primavera, a la tierra."
**¿Sabes cuál es la de roble? Si no te acuerdas fíjate en la forma en la página 38**

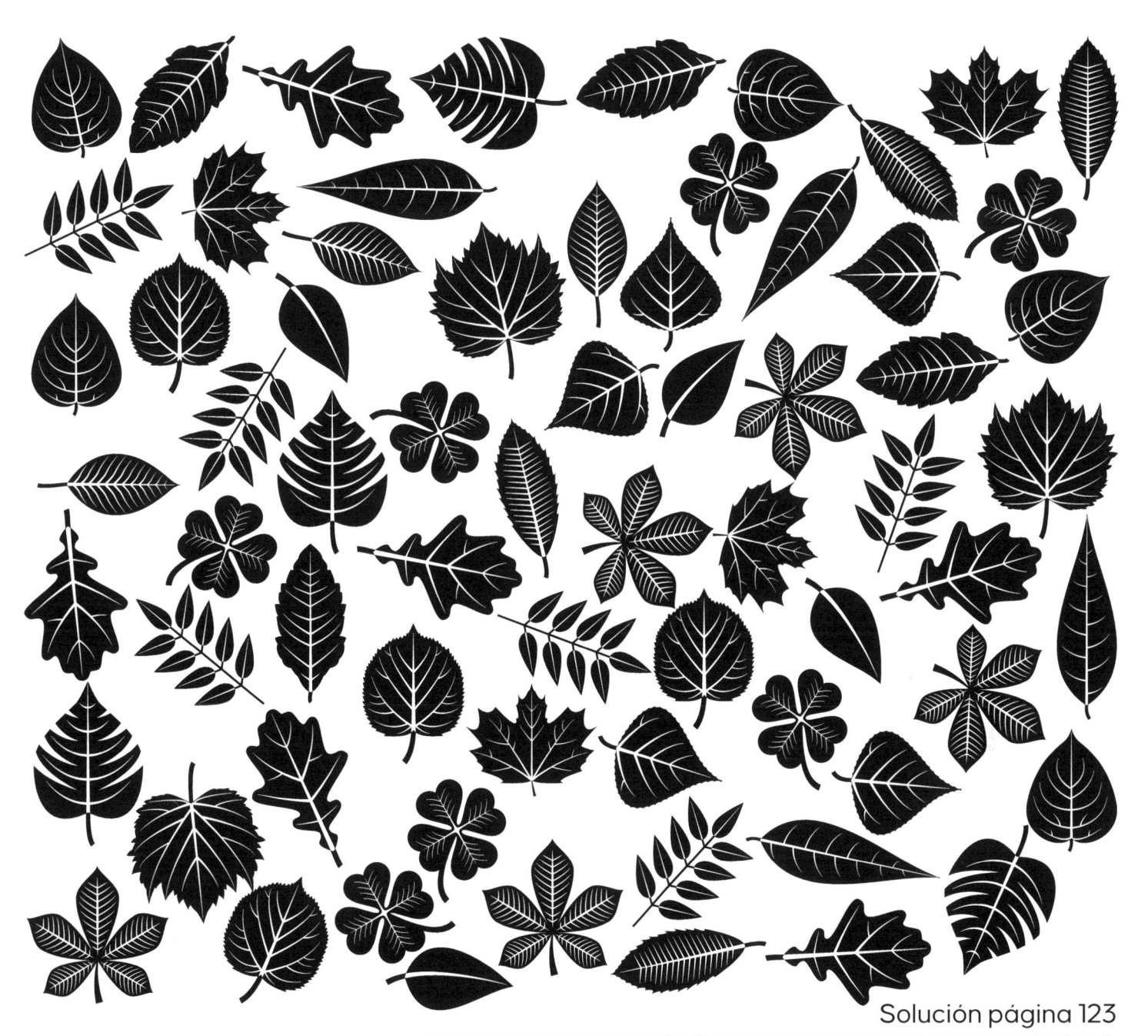

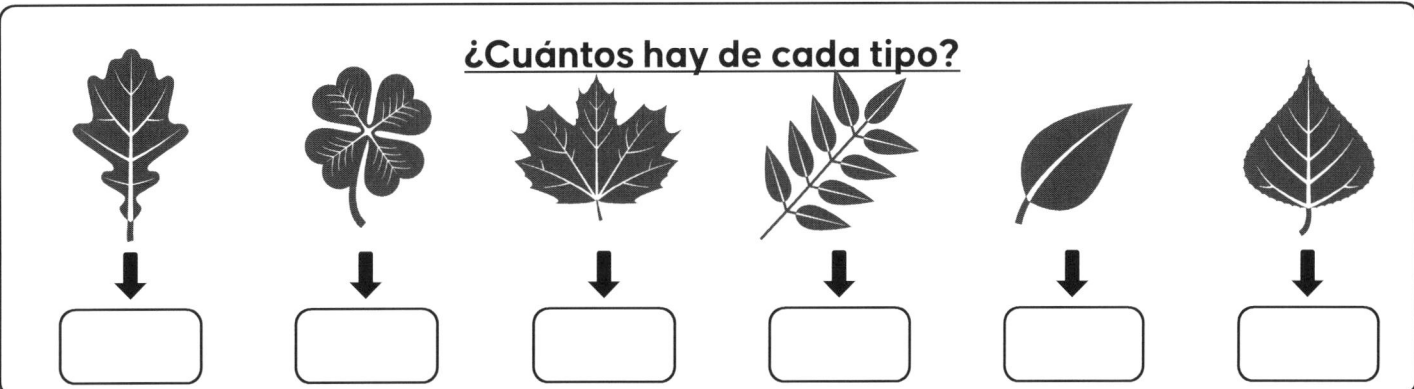

Solución página 123

### ¿Cuántos hay de cada tipo?

Positiva Mente - Vol. 01 — Pag. 43

## El agua es vida

"No se aprecia el valor del agua hasta que se seca el pozo"
Completa las siguientes palabras. **Todas tiene que ver con el agua.**

| | | |
|---|---|---|
| R__O | AF__UE__T__ | B__Ñ__R__ |
| O__E__N__ | C__N__L | F__NT__N__R__ |
| __A__ | V__S__ | L__U__IA |
| __S__A__Q__E | J__RR__ | E__AP__R__R |
| D__CH__ | L__QU__D__ | __ED__ENT__ |
| C__S__A__A | __R__F__ | L__G__ |

Solución en página 124

Fijante en el contenido de cada botella. **Súmalos el contenido total del grupo.**

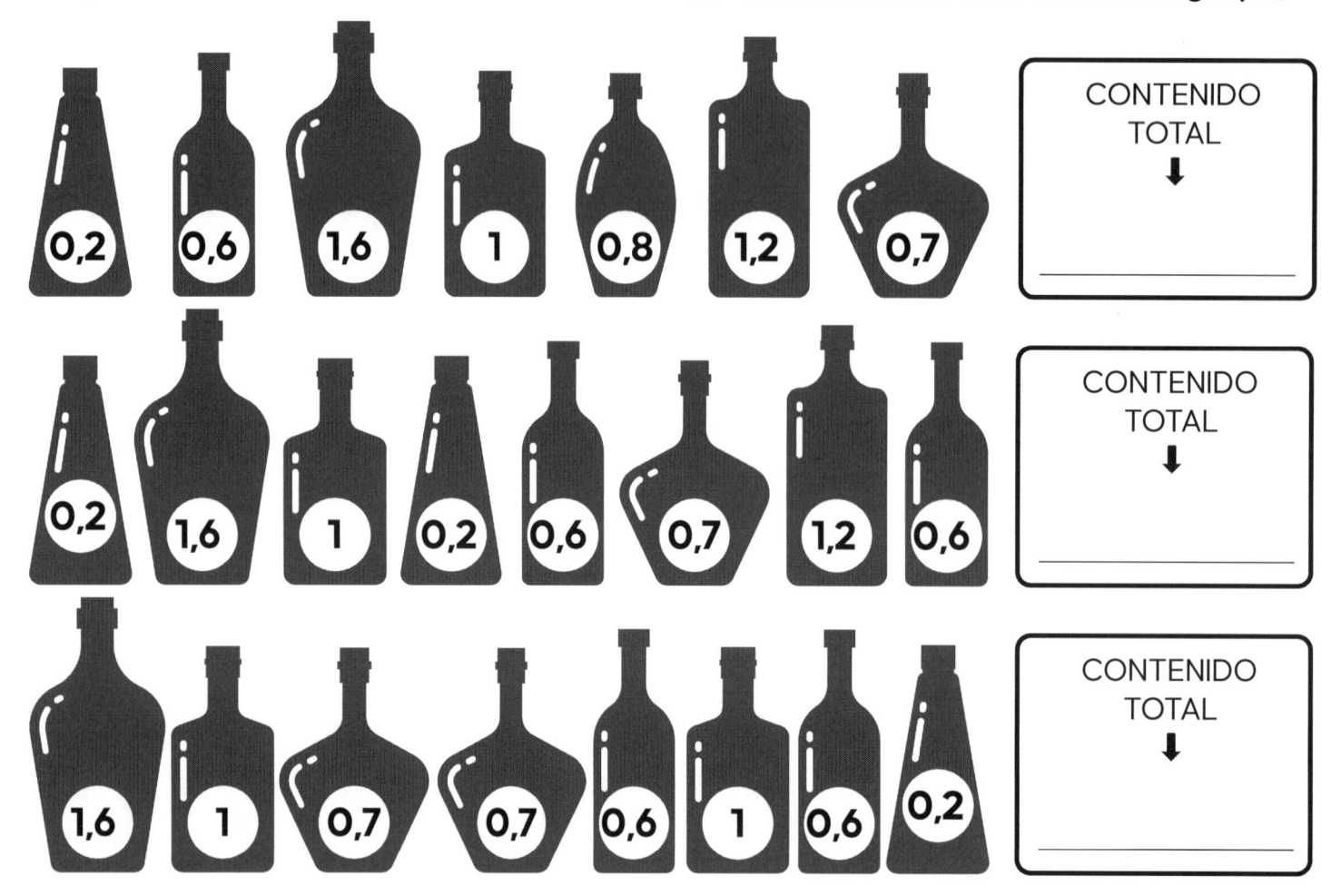

Fila 1: 0,2 — 0,6 — 1,6 — 1 — 0,8 — 1,2 — 0,7 → CONTENIDO TOTAL

Fila 2: 0,2 — 1,6 — 1 — 0,2 — 0,6 — 0,7 — 1,2 — 0,6 → CONTENIDO TOTAL

Fila 3: 1,6 — 1 — 0,7 — 0,7 — 0,6 — 1 — 0,6 — 0,2 → CONTENIDO TOTAL

# Acampada bajo la luna

**Memoriza los cuatro dibujos.** Tápalos y escribe debajo sus nombres.

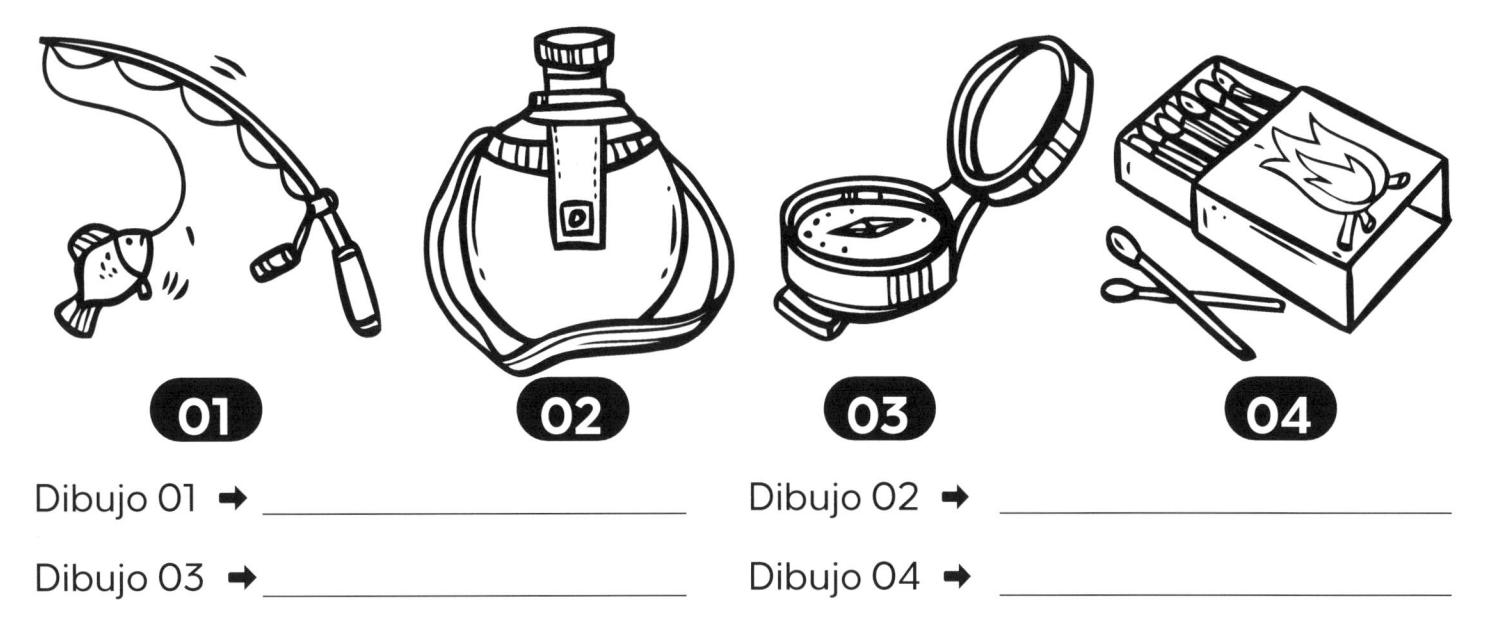

**01** **02** **03** **04**

Dibujo 01 ➡ _____    Dibujo 02 ➡ _____

Dibujo 03 ➡ _____    Dibujo 04 ➡ _____

Ahora más difícil. Intenta lo mismo con **ocho objetos.** Después colorea todos

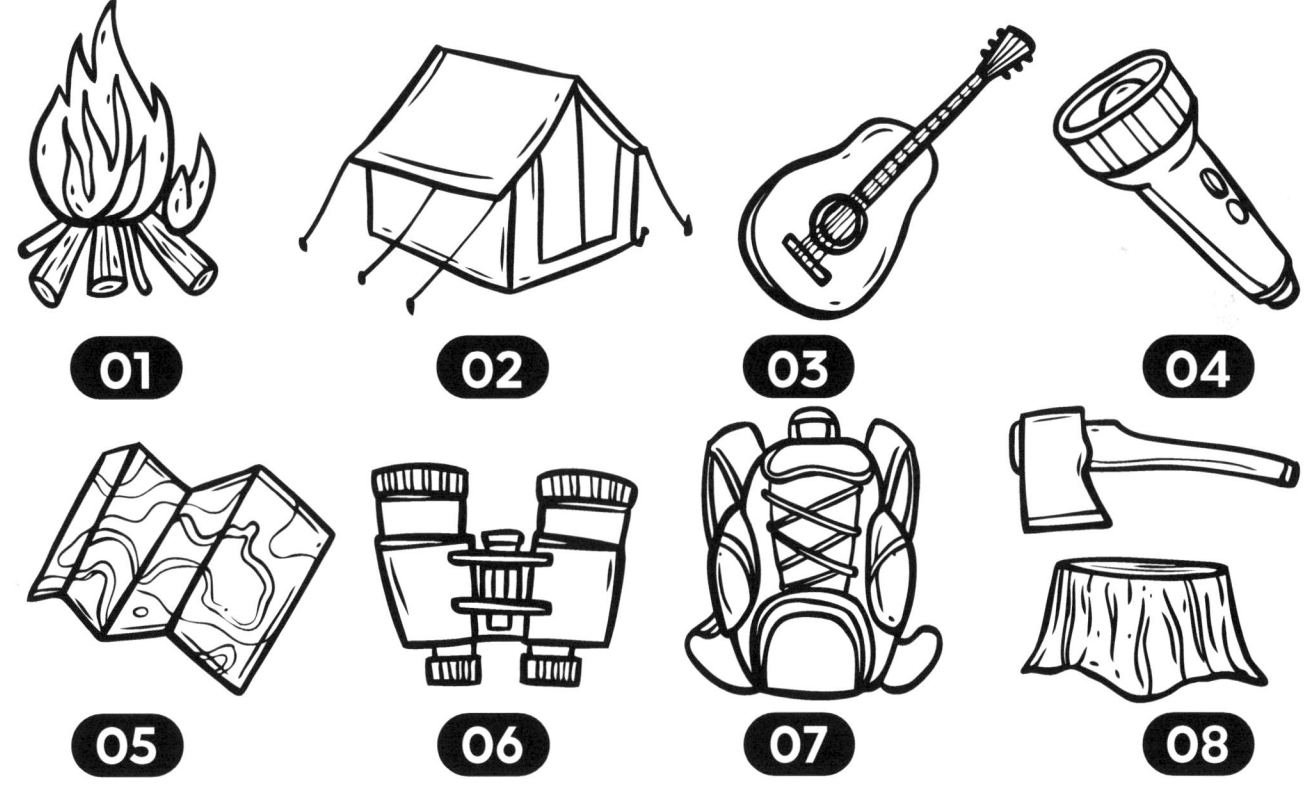

**01** **02** **03** **04**

**05** **06** **07** **08**

Dibujo 01 ➡ _____    Dibujo 02 ➡ _____

Dibujo 03 ➡ _____    Dibujo 04 ➡ _____

Dibujo 05 ➡ _____    Dibujo 06 ➡ _____

Dibujo 07 ➡ _____    Dibujo 08 ➡ _____

# El mundo de las especias

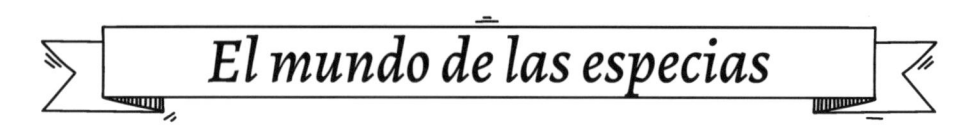

En la lista, marca en la casilla **las palabras que sean especias para cocinar**

- ☑ Clavo
- ☐ Gato
- ☐ Apio
- ☐ Salchichas
- ☐ Pimienta
- ☐ Cebolla
- ☐ Cereales
- ☐ Cardamomo
- ☐ Pasta

- ☐ Alubias
- ☐ Canela
- ☐ Conejo
- ☐ Patata
- ☐ Nuez moscada
- ☐ Pimentón
- ☐ Chorizo
- ☐ Anís
- ☐ Pepinillo

- ☐ Endivias
- ☐ Acelga
- ☐ Comino
- ☐ Aguacate
- ☐ Azafrán
- ☐ Enebro
- ☐ Almendra
- ☐ Pipas
- ☐ Laurel

Soluciones en página 124-125

---

Coloca cada palabra de la lista en el **grupo de alimentos correspondiente.**

Yogur
Romero
Rabanitos
Cebolla tierna
Coliflor
Leche
Salvia
Cogollos

Queso
Azafrán
Escarola
Puerro
Clavo
Canela
Nata
Nabo

Helado
Mantequilla
Perejil
Natillas
Oregano
Vainilla
Cuajada
Alcahofas

**VERDURAS**

**ESPECIAS**

**LÁCTEOS**

Pag. 46

Positiva Mente - Vol. 01

# Ejercicios lógica y matemáticas

Hay disfrutar de las pequeñas cosas de la vida. Al final, son las más grandes.
Esta página es de cosas que se hacen pequeñas o grandes. Crecen y decrecen.

**Resuelva las siguientes sumas y restas**

```
  42      84      11      91     120     156     897
+ 31    - 31    + 34    + 67    - 21    + 52    -193
____    ____    ____    ____    ____    ____    ____

 341     233     717      16     111     217     613
-122    +655    -412    + 91    +116    -141    +314
____    ____    ____    ____    ____    ____    ____
```

Soluciones en página 125

Ejercicio de lógica; **¿Cuál sería el siguiente número?** La primera es de prueba

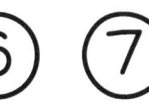

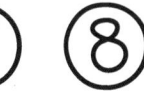

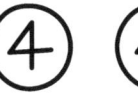

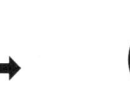

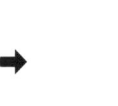

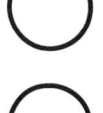

① ② ③ ④ ⑤ ⑥ ⑦ ⑧ ⑨ → ◯

⑩ ⑩ ⑧ ⑧ ⑥ ⑥ ④ ④ ② → ◯

③ ③ ③ ⑥ ⑥ ⑥ ⑨ ⑨ ⑨ → ◯

⑩ ① ⑨ ② ⑧ ③ ⑦ ④ ⑥ → ◯

① ⑩ ③ ⑧ ⑤ ⑥ ⑦ ④ ⑨ → ◯

⑩ ⑩ ⑩ ⑧ ⑧ ⑧ ⑥ ⑥ ⑥ → ◯

Serie 01 = 10
Serie 02 = 2
Serie 03 = 12
Serie 04 = 5
Serie 05 = 2
Serie 06 = 4

Positiva Mente - Vol. 01                                    Pag. 47

# El universo de la cocina

El azafrán crece en otoño y es una de **las especias mas caras del mundo.** Un kilo puede costar 3.000 €. **España produce el 75% del azafrán en el mundo.**

```
B A W D Y X B P N K R Y Q K X H K N L
A B Y S A K Z Y U S N U P A F D A T S J
T S A T A L E R B A N Z X N I W R P W T
I B M D V C V O U R J E T H F C E O N K
D E L A N T A L R T W X V E X G T O V D
O H F S R I E C B E C O Q E J J J E S R
R M O R T E R O O N L A Y E R W F P Z W
A B U J V O T O Z R M A H M M A A C Q A
T K N W D E V V D G C C S Y T R C O R A
I Y O E L D A C I A U H C O R Q X N M J
X K N L A J W F N E L A O I D T R X A U
K E A S X H L D X H W L L S S U L A U Q
T I F B R T J I B I H L A B G J L I J W
G G H B H O Z A C P A O S R V L Q S P L
R Z K G X J Z E V C N A B W O I W B X J
L G D Z G D X F O X X U U E N N O E P X
N L D D D P Y M K J S E U D E H E D U O
```

- ABRELATAS
- BATIDORA
- BOTELLA
- CAFETERA
- CAZO
- DELANTAL
- MORTERO
- NEVERA
- OLLA
- PARRILLA
- RALLADOR
- SACACORCHOS
- SALERO
- SARTÉN
- TENEDOR

Solución a partir página 118

# El mar de la tranquilidad

Hacer las cosas con calma y tranquilidad es una de la mejores sensaciones.
"Si tomas las cosas con demasiada prisa será el final de ellas." Jack Kerouac

*Se dice popularmente que la tranquilidad y el silencio son dos cosas que no tienen precio.*

Coloca el nombre de **los seis lugares** donde te dan mayor paz y tranquilidad.
Debajo de su nombre, apunta actividad te gusta realizar en esos sitios.

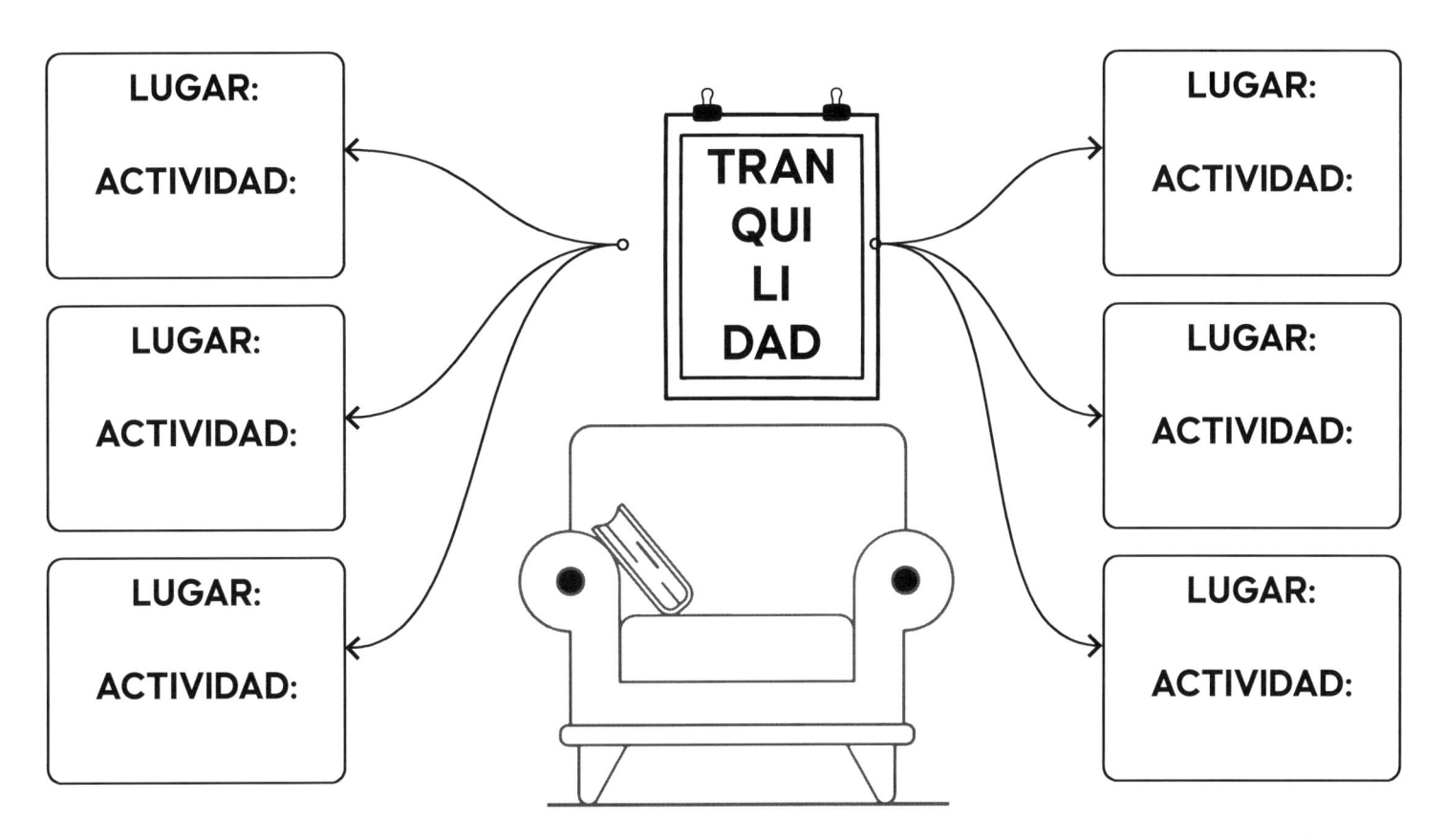

**TRANQUILIDAD**

- LUGAR:
  ACTIVIDAD:
- LUGAR:
  ACTIVIDAD:
- LUGAR:
  ACTIVIDAD:
- LUGAR:
  ACTIVIDAD:
- LUGAR:
  ACTIVIDAD:
- LUGAR:
  ACTIVIDAD:

# Día ajetreado en la oficina

El mundo del trabajo nos rodea gran parte de nuestra vida.
Varios estudios científicos demuestran que el día mas productivo es el martes.

## Nos hacemos empresarios

El otro día te toco la lotería y has decidido montar el negocio que siempre te había hecho ilusión.

Hay que pensar en el tipo de negocio que te gustaría crear, las personas...
**¡Échale imaginación!**

Que tipo de negocio ↓

_____

Invéntate aquí el nombre de la empresa:
_____

¿En qué barrio de tu ciudad te apetece abrir?
_____

¿Quién será contable? ↓

_____

Escribe tres amigos o familiares te pueden ayudar a gestionarlo:
_____
_____
_____

Escribe las tres cosas que mas hay que mimar en el negocio:
_____
_____
_____

¿Alquilar o comprar local?

☐ **Alquilar**   ☐ **Comprar**

---

Conecta los **elementos de una oficina** con las palabras relacionadas.

| | | |
|---|---|---|
| LAPIZ | PAPEL | AZUL |
| BOLIGRAFO | LUZ | ESTAMPAR |
| FOTOCOPIA | SACAPUNTAS | RATÓN |
| SELLO | VISION | CUERO |
| TIZA | CAUCHO | MAQUINA |
| LAMPARA | TECLA | BORRADOR |
| ORDENADOR | MOBILIARIO | ENCENDER |
| GAFAS | TINTA | CRISTALES |
| SILLA | TRANSPORTAR | GRAFITO |
| MALETÍN | PIZARRA | RUEDAS |

Solución página 125

Pag. 50                                     Positiva Mente - Vol. 01

# Adivinanzas de animales

En esta página encontrarás **9 adivinanzas sobre animales.**
Intenta encontrar la respuesta. Los dibujos de abajo **son pistas a las soluciones.**

01  Salta y salta, y la colita le falta.

02  Alas de mil colores y se pierden entre las flores.

03  ¿Cuál es el animal que come con las patas?

04  Iba una vaca de "lao", luego resultó "pescao".

05  Vuelo de noche, duermo de día y nunca verás plumas en ala mía.

06  De celda en celda voy pero presa no estoy.

07  ¿Cuál es el animal que camina con las patas en la cabeza?

08  Mis patas largas, mi pico largo, hago mi casa en el campanario.

09  ¿Cuál es el animal que tiene silla y no se puede sentar?

Solución, gira la página:

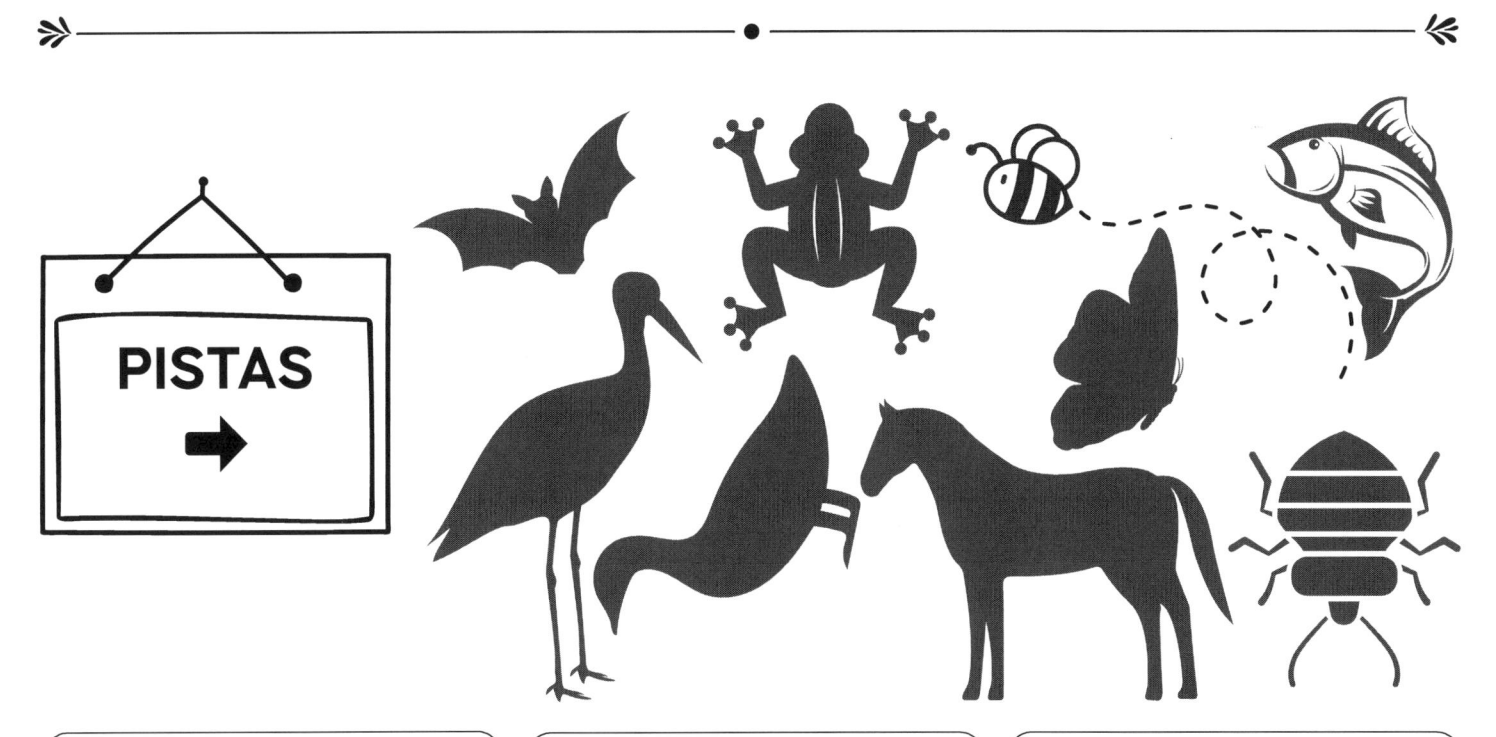

**PISTAS →**

1. LA RANA
2. MARIPOSAS
3. EL PATO
4. EL BACALAO
5. EL MURCIÉLAGO
6. LA ABEJA
7. EL PIOJO
8. LA CIGÜEÑA
9. EL CABALLO

# Un viaje por Europa (1)

**Memoriza la posición de los países** en el mapa. Luego, ve a la página siguiente

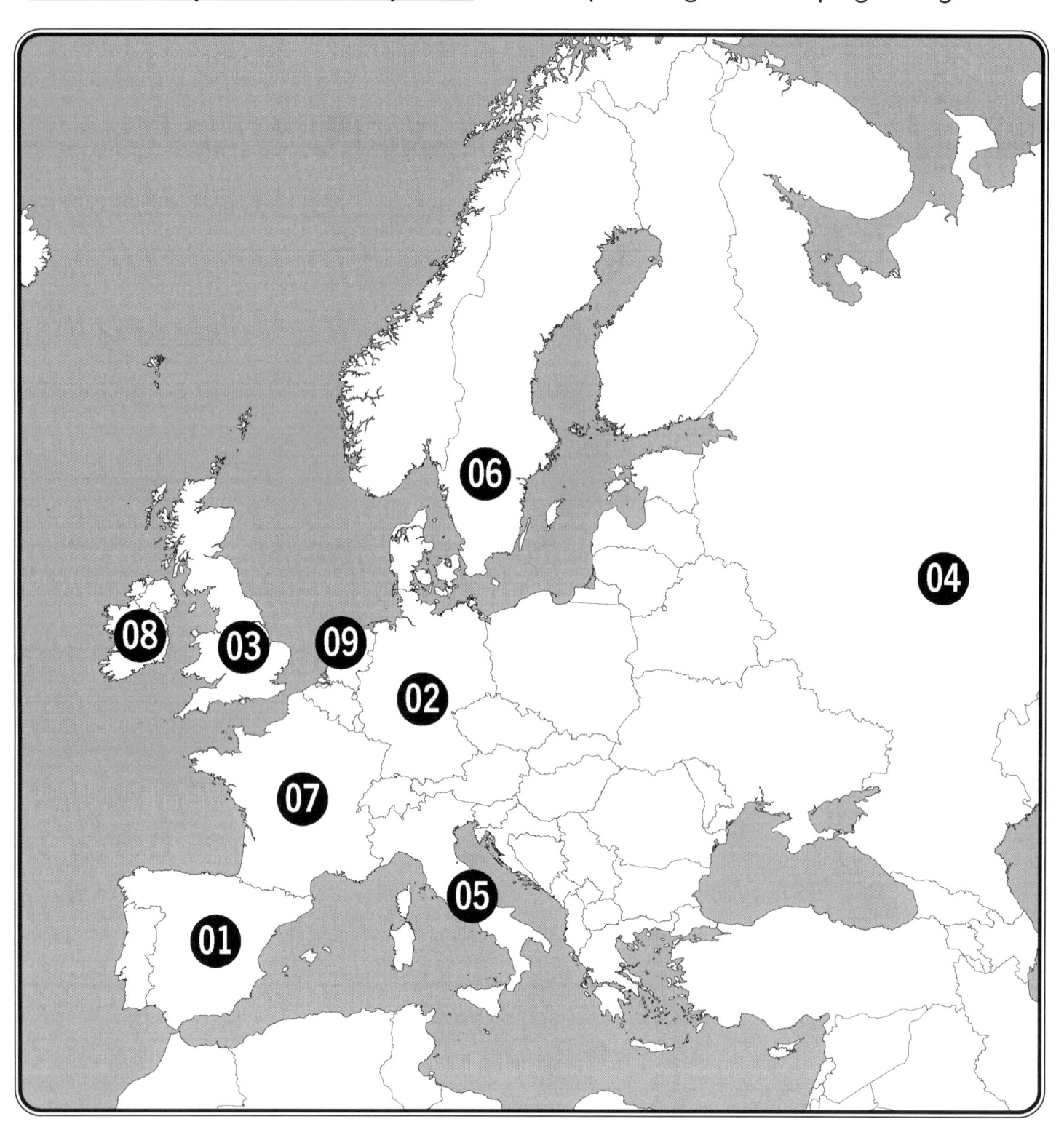

| 01 → España | 04 → Rusia | 07 → Francia |
|---|---|---|
| 02 → Alemania | 05 → Italia | 08 → Irlanda |
| 03 → Reino Unido | 06 → Suecia | 09 → Paises Bajos |

# Un viaje por Europa (2)

**Tapa la página anterior.** Recuerda donde está cada país y anota bajo el mapa.

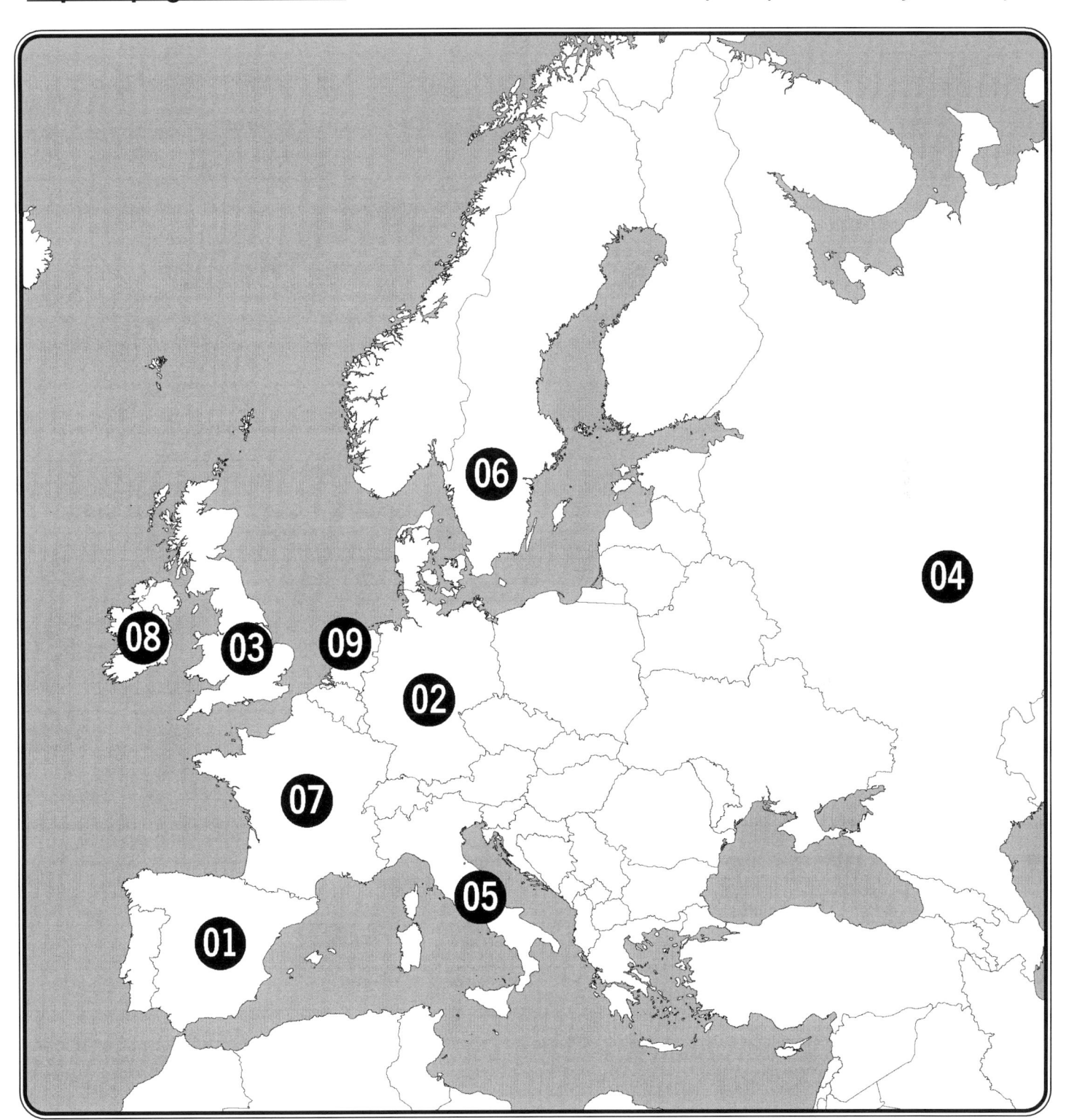

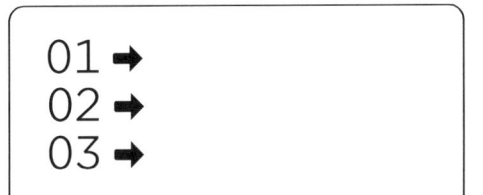

01 ➡
02 ➡
03 ➡

04 ➡
05 ➡
06 ➡

07 ➡
08 ➡
09 ➡

# Mariposas sedientas

Las mariposas tienen formas muy bellas y complejas.
Hay especies amazónicas beben las lágrimas de las tortugas para hidratarse.

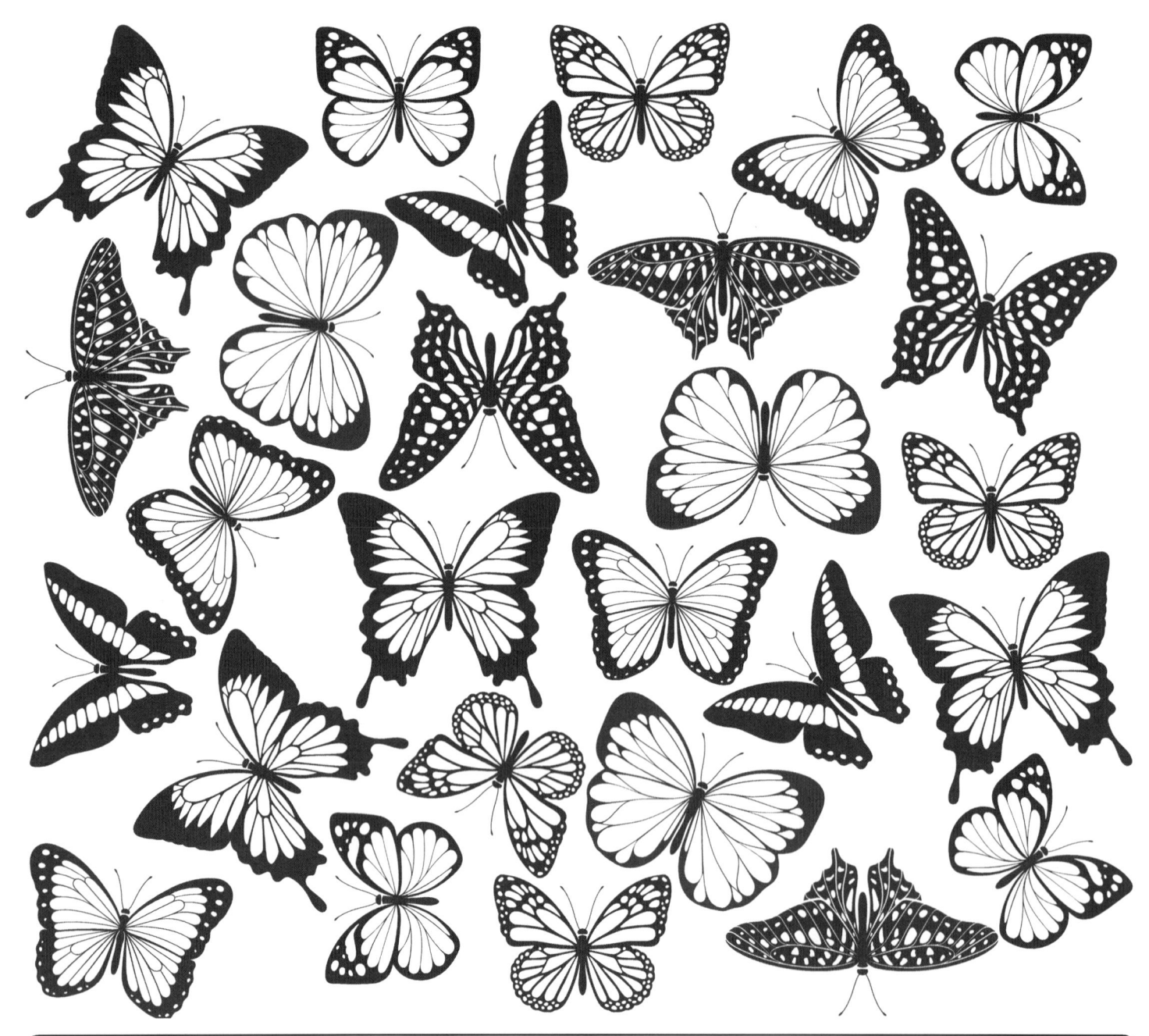

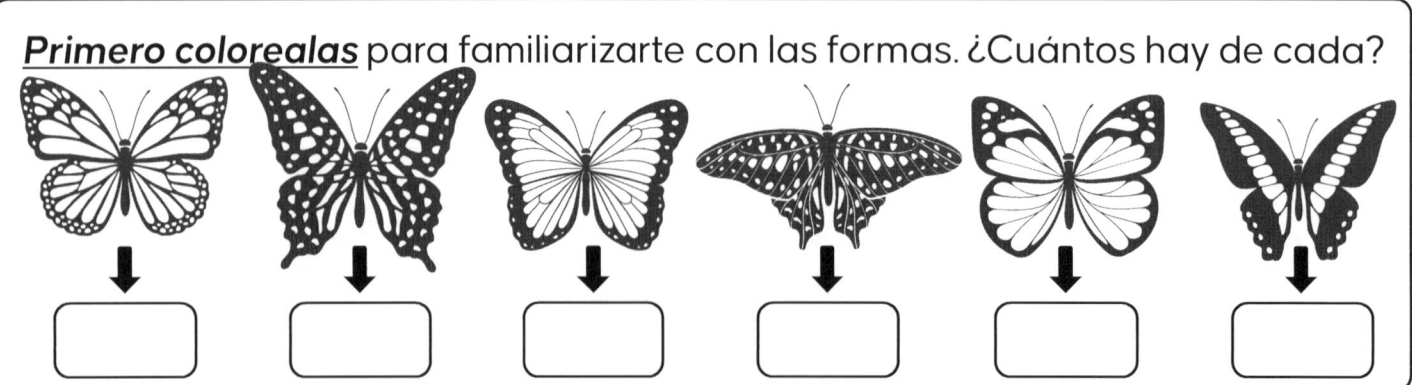

***Primero colorealas*** para familiarizarte con las formas. ¿Cuántos hay de cada?

Solución página 126

# Religiones en el mundo

Se calcula que en el mundo hay aproximadamente 4.200 religiones.
El Cristianismo es la religion con el mayor número de fieles, unos 2.100 millones.

Coloca cada palabra de la lista en el **grupo correspondiente.**

| | | |
|---|---|---|
| Catolicismo | Edad Media | Budismo |
| Renacimiento | Judaismo | Taoismo |
| Baloncesto | Alpinismo | Antigüedad |
| Piragüismo | Barroco | Atletismo |
| Montañismo | Senderismo | Imperio Romano |
| Islamismo | Gótico | Protestante |
| Prehistoria | Hinduismo | Motociclismo |
| Culturismo | Feudalismo | Sintoismo |

**RELIGIONES**

**PERIODO HISTÓRICO**

**DEPORTES**

¿Has practicado alguna religión o pertenecido a una comunidad en tu vida?
Escribe las **cosas positivas y que te hayan ayudado**.

Religión ➡ _____

Cosas positivas ➡ _____

# ¡Alegría compartida!

**Tres frases** para repasar y sobre todo **para reflexionar sobre la alegría.**

La alegría no consiste mas que en disfrutar las cosas simples y sencillas que ofrece cada día.

Para tener alegría hay que compartirla. Byron

El humor es una de las mejores ropas que te puedes poner cada día. W. Mark Spencer

# El iris de los búhos

Existen búhos diurnos y búhos nocturnos. ¿Quieres saber cómo reconocerlos? Los diurnos tienen el color del iris del ojo amarillos, los nocturnos marrón o negro.

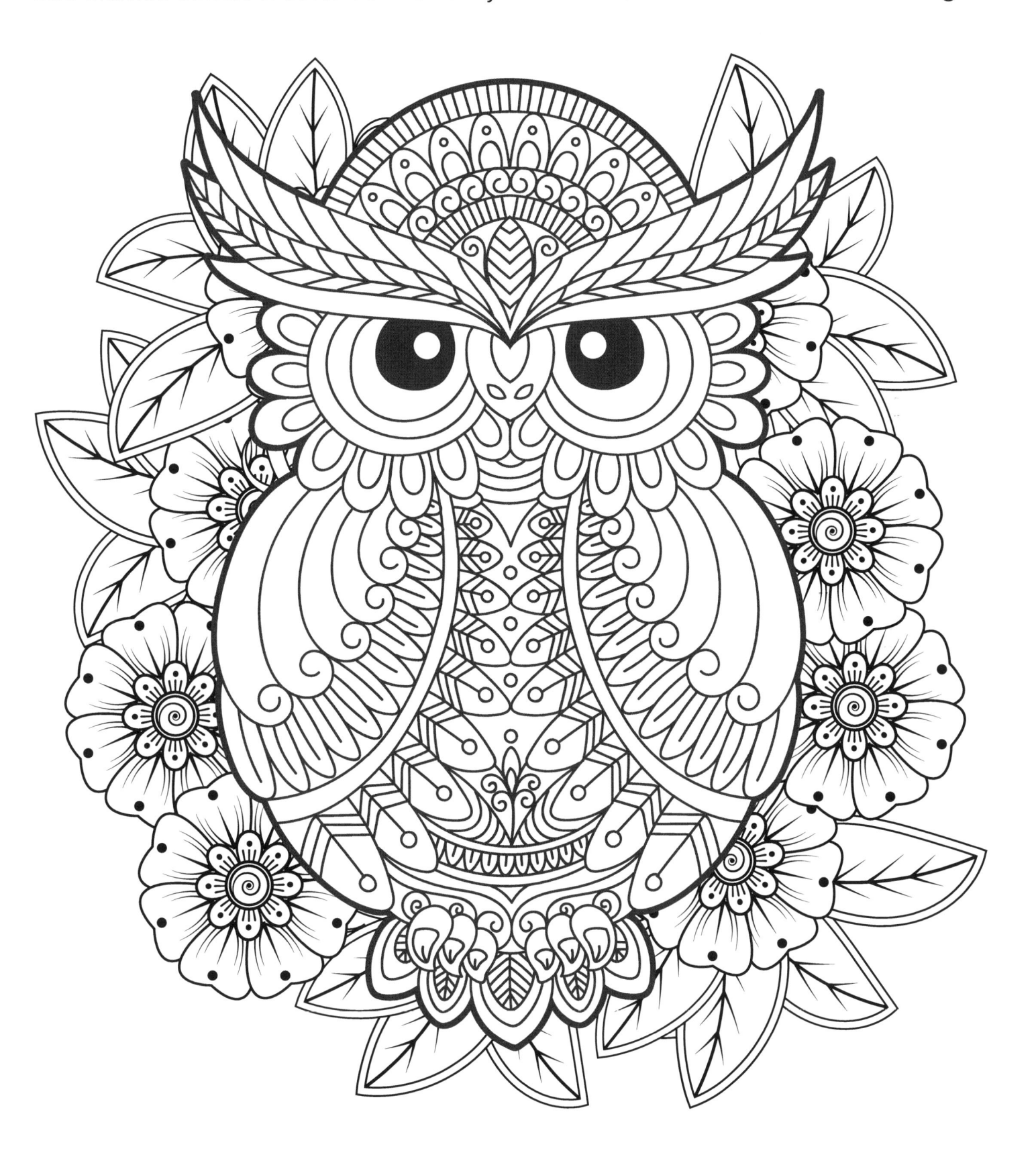

# Las vidrieras de las catedrales

**El Gótico** fue el estilo predominantes en la construcción de grandes catedrales. Lee el texto y fíjate bien en el dibujo. Tápalo contesta a las preguntas de abajo.

Una vez contestes las preguntas, **¡ Colorea esas teselas !**

**ARCO APUNTADO
COLORIDO
PLOMO
ROSETONES
LIGEREZA
TESELA
ESCENAS BIBLÍCAS**

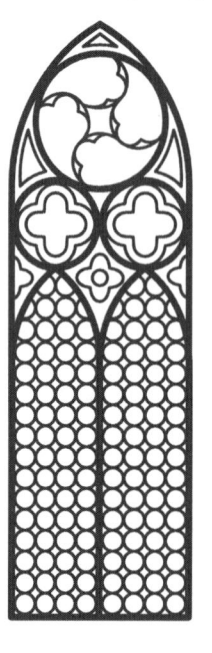

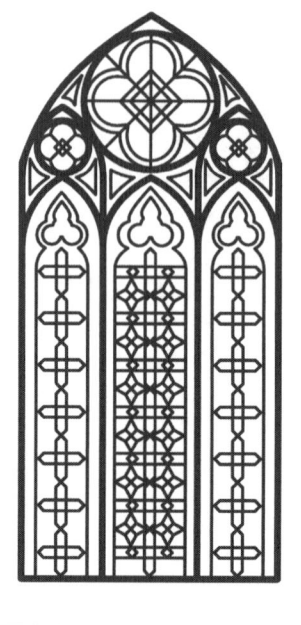

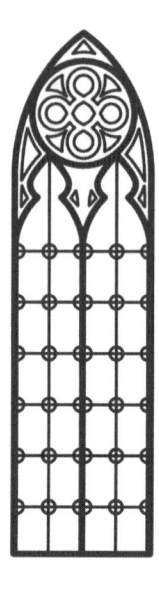

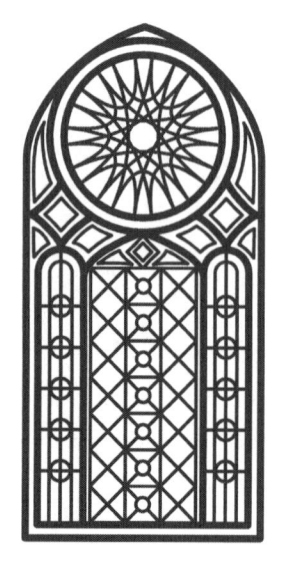

Las vidrieras de las catedrales **GÓTICAS** eran uno de los elementos mas espectaculares. Tenían un **ARCO APUNTADO** para darle **LIGEREZA**. Los ROSETONES, eran vidrieras con mucho **COLORIDO** que representaban **ESCENAS BIBLÍCAS**. Cada escena estaba compuesta por muchas **TESELAS**, o pequeños vidrios de colores, unidas por cordones de **PLOMO.**

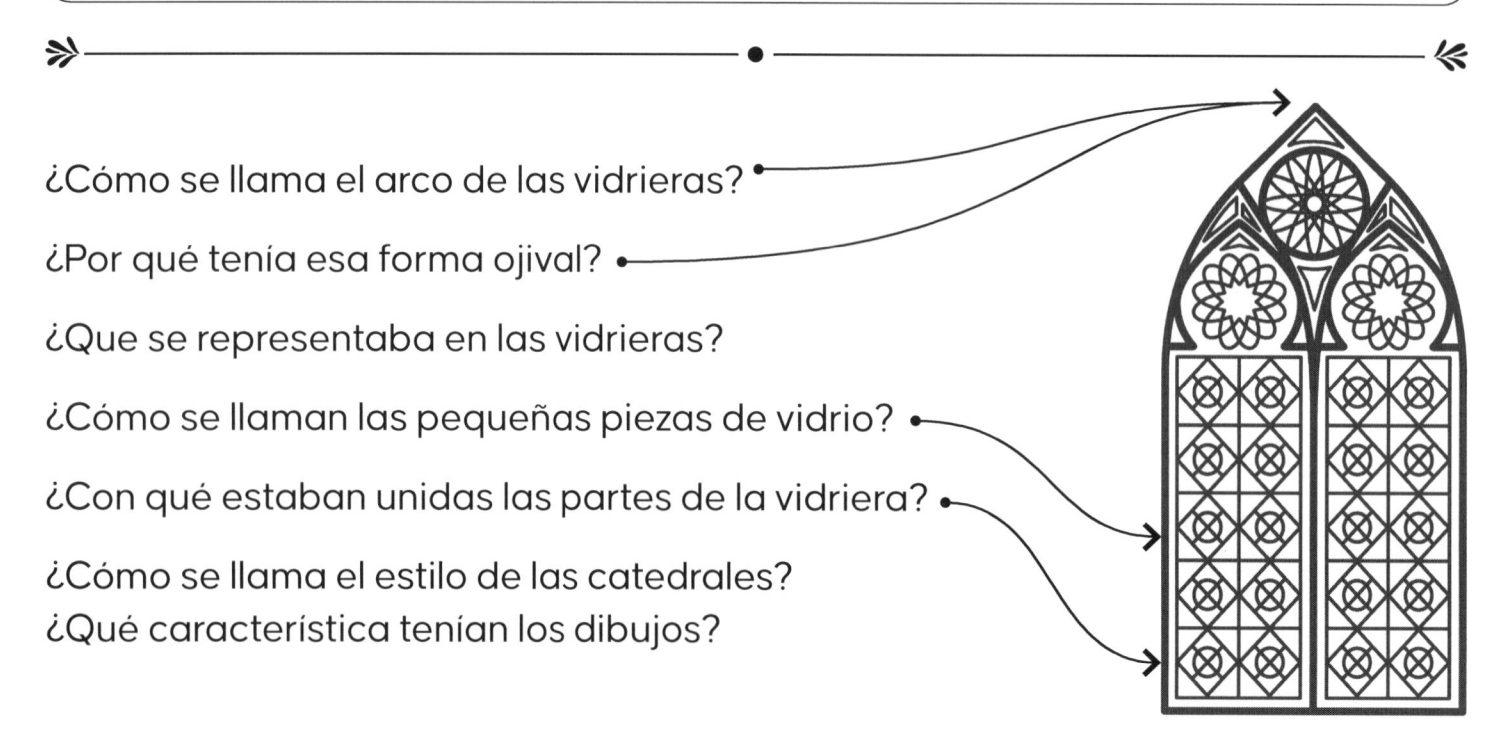

---

¿Cómo se llama el arco de las vidrieras?

¿Por qué tenía esa forma ojival?

¿Que se representaba en las vidrieras?

¿Cómo se llaman las pequeñas piezas de vidrio?

¿Con qué estaban unidas las partes de la vidriera?

¿Cómo se llama el estilo de las catedrales?
¿Qué característica tenían los dibujos?

# Sopa de letras mobiliario

Las alfombras se empezaron a usar como **mobiliario para decorar las paredes.**
A partir del siglo XVIII comenzaron a usarse **colocadas en el suelo.**

```
A I G F A G E M E S A N Q C U V I K B F
N L V C L Z G N N U P I P E M W X R B
O A Z N F Y F L O N Y S S R A O W K G Q
L V H L O L Y N T R D C B W F V P O K H
L A F V M E C E D O R A O I D I M Y J X
I B M R B Y C F O I K A K R E Q F M W W
S O B P R U D X T T G I J L E P W N L F
M M H H A R A O Z C L E K N K H G B M L
T E N D L R R T W A X N P C V N C V X X
O X R I I I A U P P I S K S I P F R A U
T O M U O N K W T H Q F D P V Z B D E I
V W L X I A C O D N O J O B K G P H W P
Z C Q T K G C X H N J U S G C K C M D
Y X R H A M A C I K E O Z U Q A O X B J
C O I R A M R A Q P Y E W A U D Y J E R
C D B W S W T U S U L R Y X O W B Q I L
Z N Z A S O T E F S H Q D Q U E Q L S N
```

- ☐ ALFOMBRA
- ☐ ARMARIO
- ☐ CAMA
- ☐ COJÍN
- ☐ CORTINA
- ☐ CUADRO
- ☐ ESCRITORIO
- ☐ ESPEJO
- ☐ JARRÓN
- ☐ LAMPARA
- ☐ LAVABO
- ☐ MECEDORA
- ☐ MESA
- ☐ PERCHERO
- ☐ SILLÓN

Solución página 118

## Un baño relajante

"Debe haber cosas que un buen baño no cura, pero no conozco ninguna" S. Plath

Fijante en la edad de cada patito de goma. **Suma los años totales del grupo.**

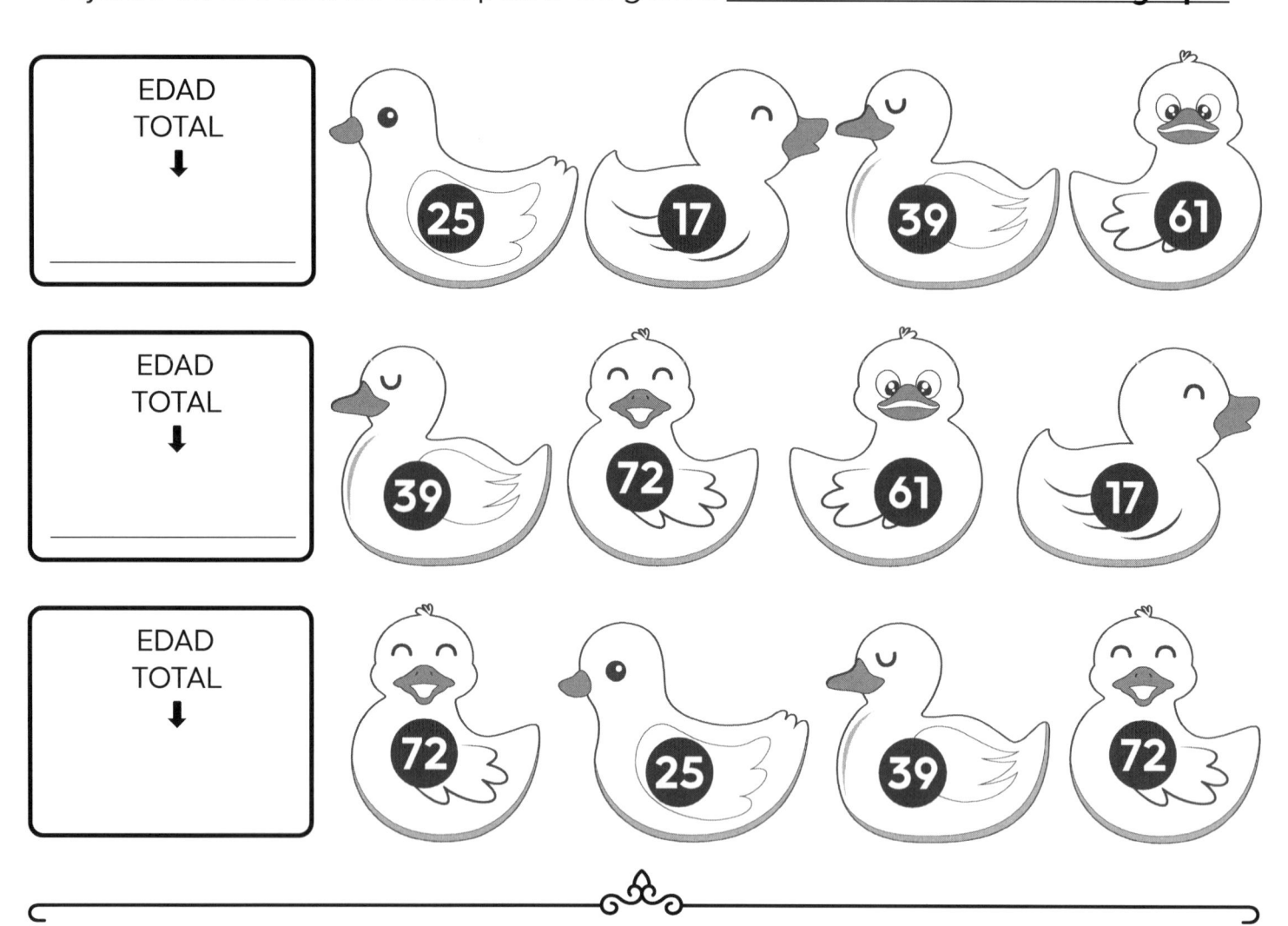

EDAD TOTAL ↓ _____    25   17   39   61

EDAD TOTAL ↓ _____    39   72   61   17

EDAD TOTAL ↓ _____    72   25   39   72

---

Completa las siguientes palabras. **Todas tiene que ver con el agua.**

| | | |
|---|---|---|
| S_ C_ D_ R | J_ B_ N | _ E_ N_ |
| A_ E_ T_ R | _ R_ F_ | C_ L_ NI_ |
| E_ P_ NJ_ | _ I_ IE_ E | DE_ T_ FR_ C_ |
| _ H_ P_ | B_ ÑE_ A | C_ P_ L_ O |
| E_ P_ J_ | A_ B_ R_ O_ | T_ A_ L_ |
| _ N_ D_ R_ | M_ QU_ L_ A_ E | P_ R_ U_ E |

Pag. 60 — Solución en página 126 — Positiva Mente - Vol. 01

# El número con mas letras

¿Puedes adivinar cuál es el número con más letras menor de 1.000?
**Es el cuatrocientos cincuenta y cuatro. Tiene 29 letras.**

# Teseo y el Minotauro

El mito griego del **laberinto del Minotauro** es una de las **leyendas clásicas** mas famosas. El minotaruro ha raptado a **Ariadna**. Teseo, para rescatarla, tiene que **resolver el laberinto**. Antes de entrar, Teseo ata un **pequeño cordel** a un árbol para que después de matar al minotauro, poder encontrar el camino de vuelta. El hilo es *una metáfora de la memoria del pasado.* Una guía para no volver a cometer los mismos errores del pasado y poder resolver el problema.
**<u>Resuelve el laberinto de esta página.</u>**
Después, **<u>encuentra las 12 diferencias</u>** en el mosaico griego de la página siguiente donde se ve a el héroe Teseo luchando contra el minotauro.

**↓ ENTRADA**

**↓ SALIDA**

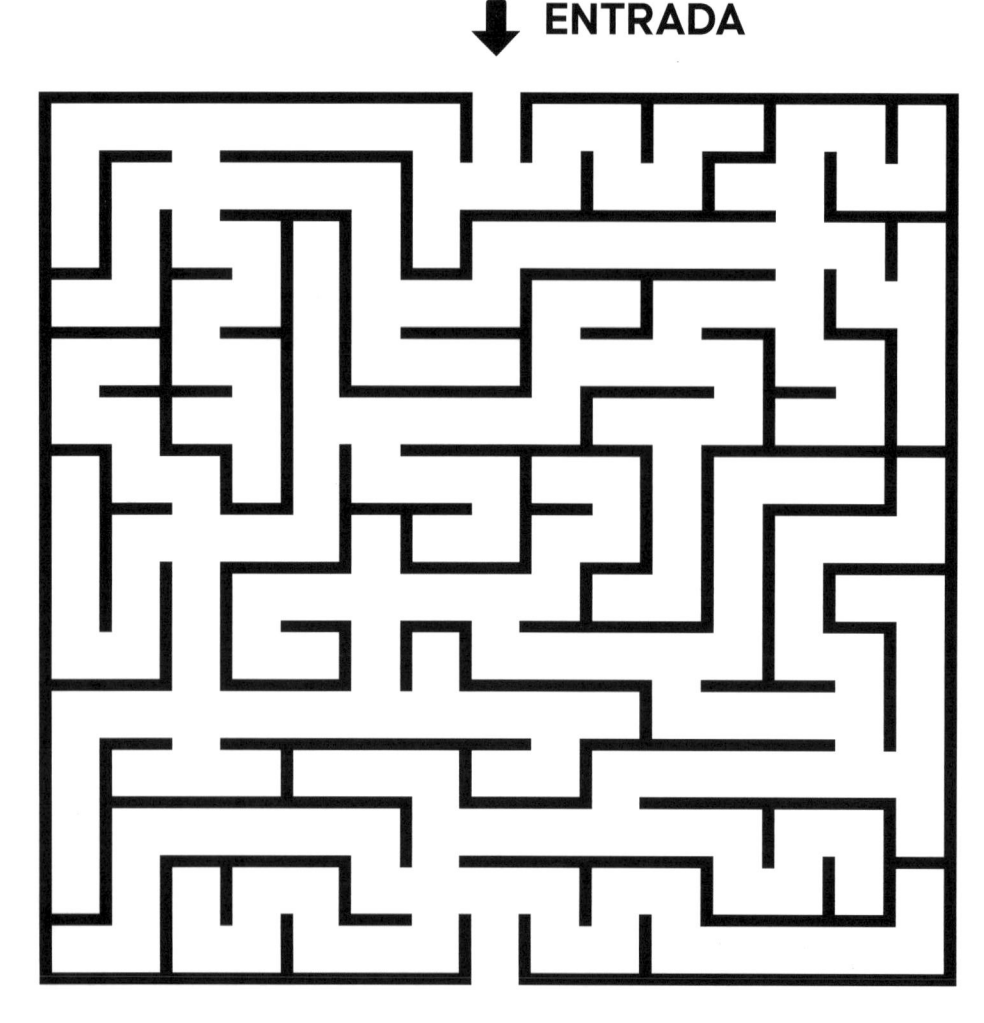

Solución en página 127

Solución en página 127

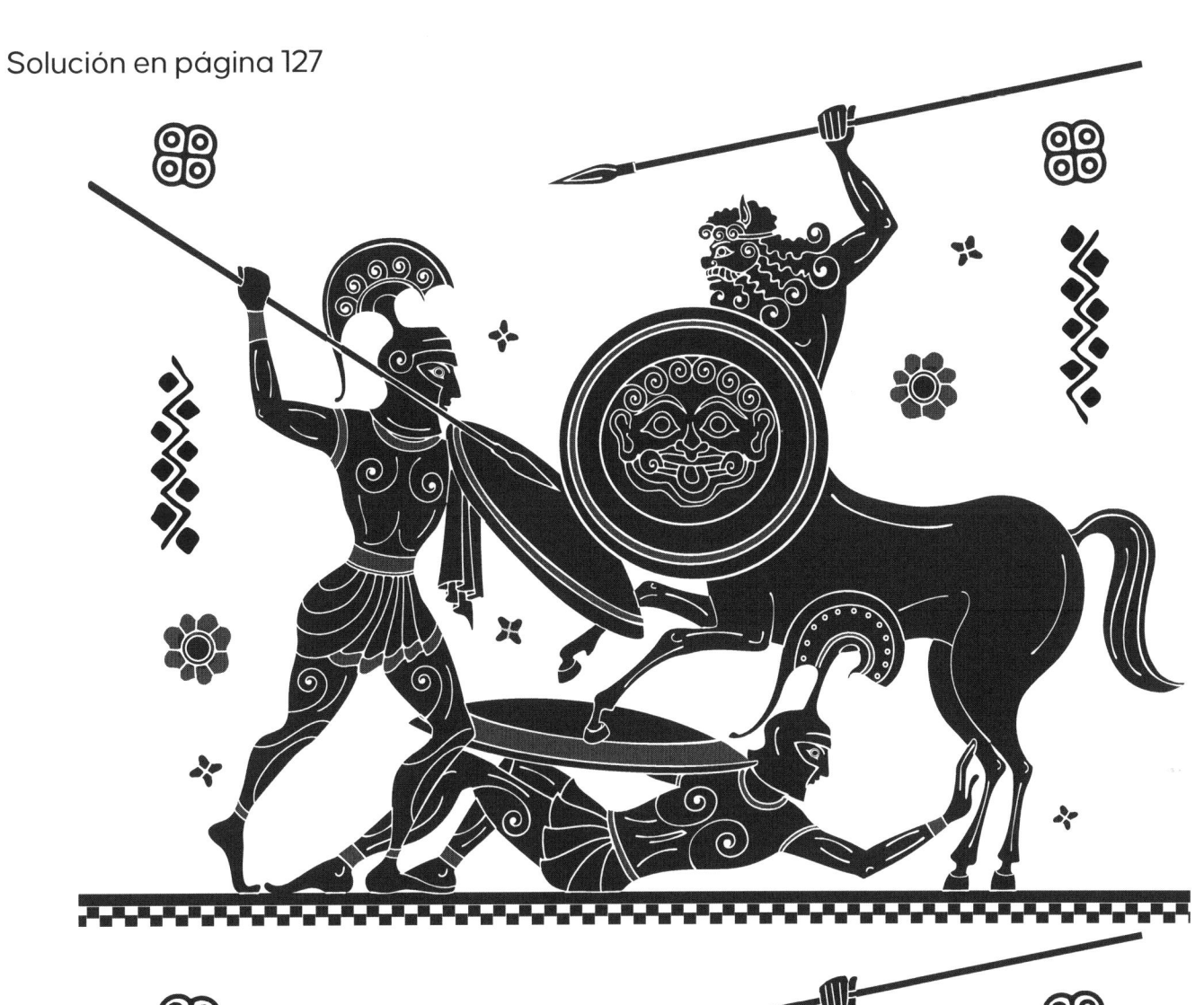

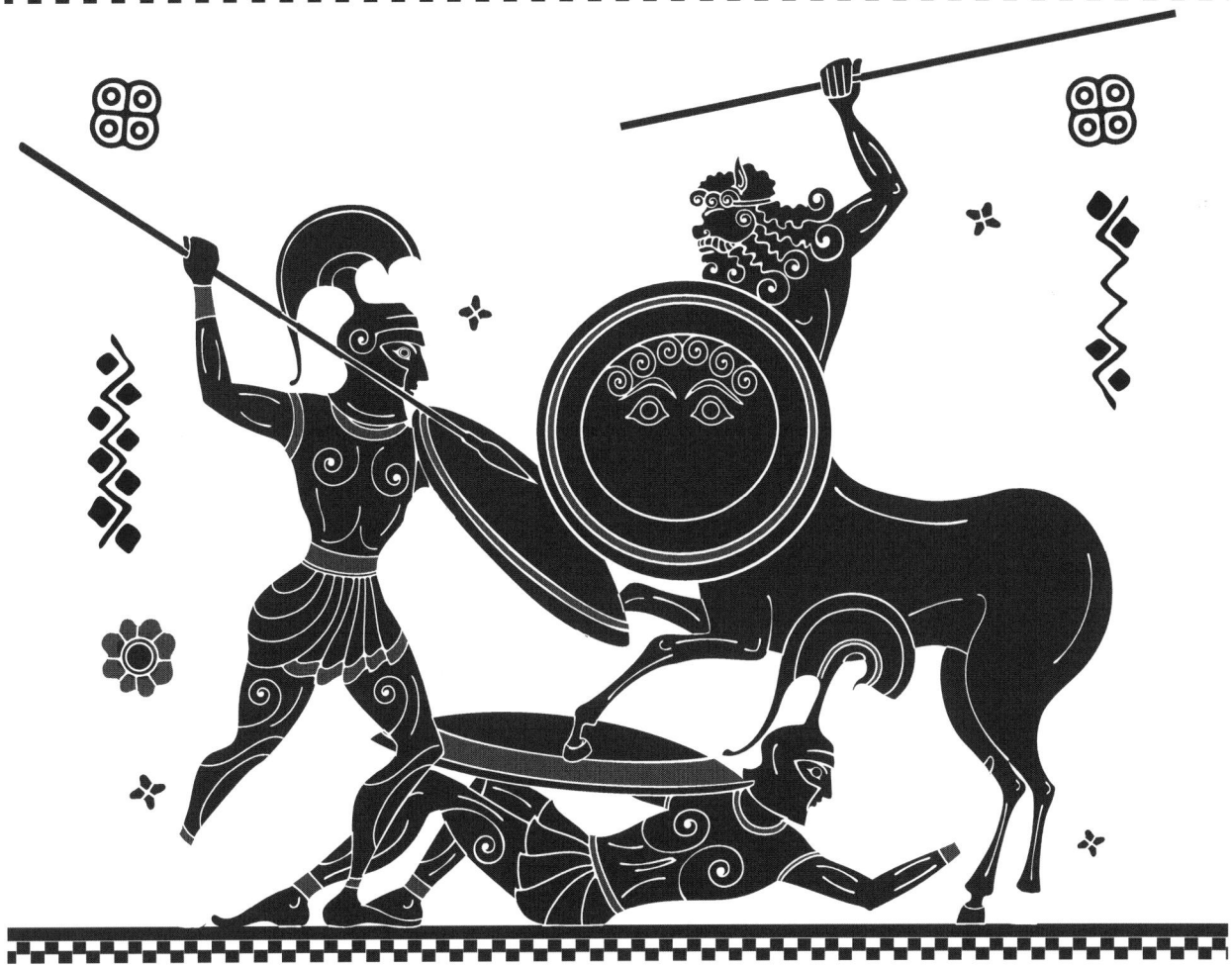

# Navidades entrañables

**Memoriza los elementos navideños.** Tápalos y escribe debajo sus nombres.

**01** **02** **03** **04**

Dibujo 01 ➜ _____    Dibujo 02 ➜ _____

Dibujo 03 ➜ _____    Dibujo 04 ➜ _____

Ahora más difícil. Intenta lo mismo con **ocho objetos.** Después colorea todos

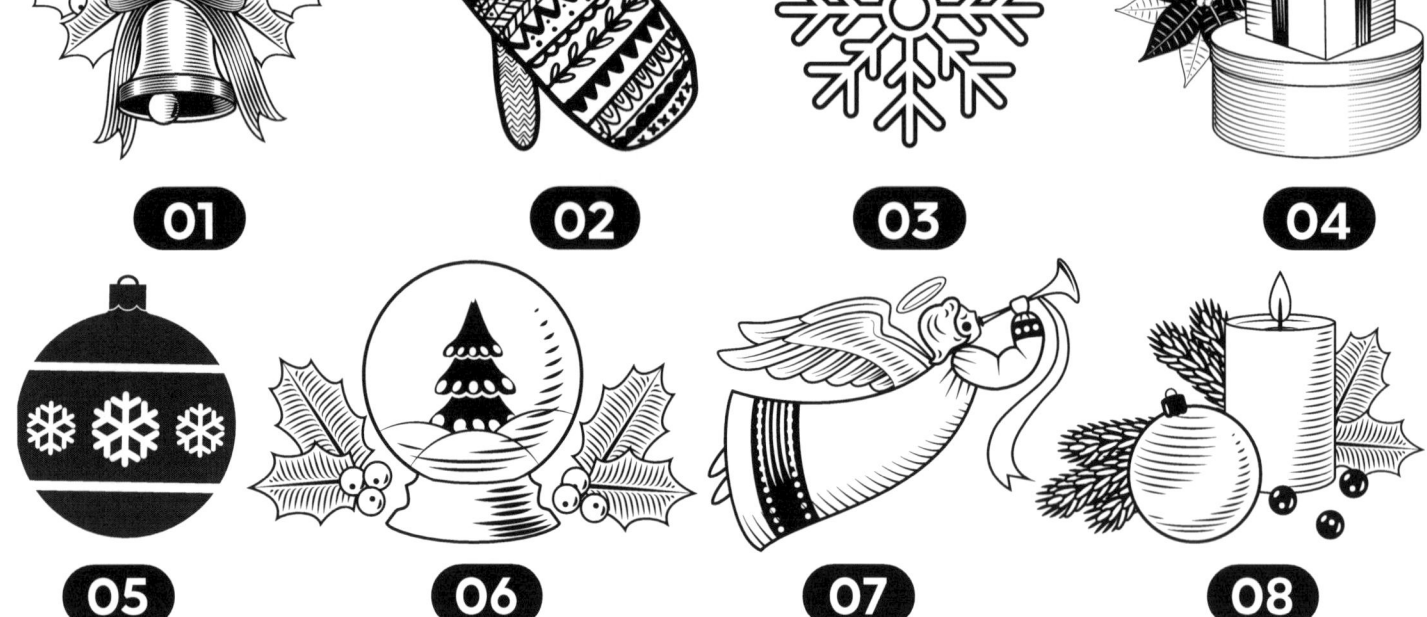

**01** **02** **03** **04**

**05** **06** **07** **08**

Dibujo 01 ➜ _____    Dibujo 02 ➜ _____

Dibujo 03 ➜ _____    Dibujo 04 ➜ _____

Dibujo 05 ➜ _____    Dibujo 06 ➜ _____

Dibujo 07 ➜ _____    Dibujo 08 ➜ _____

## Multiplica y nombra

Los juegos de mesa son uno de los pasatiempos que más nos hacen ejercitar la memoria y la lógica. Primero, **resuelva las siguientes operaciones.**

12 x 3

14 ÷ 7

16 x 5

21 x 7

34 ÷ 2

41 x 3

63 ÷ 3

214 x 4

912 ÷ 3

812 x 2

96 x 5

112 ÷ 2

216 x 3

844 ÷ 4

Soluciones en página 128

Mira la imagen y **pon el nombre de cada juego** en la lista de la izquierda.

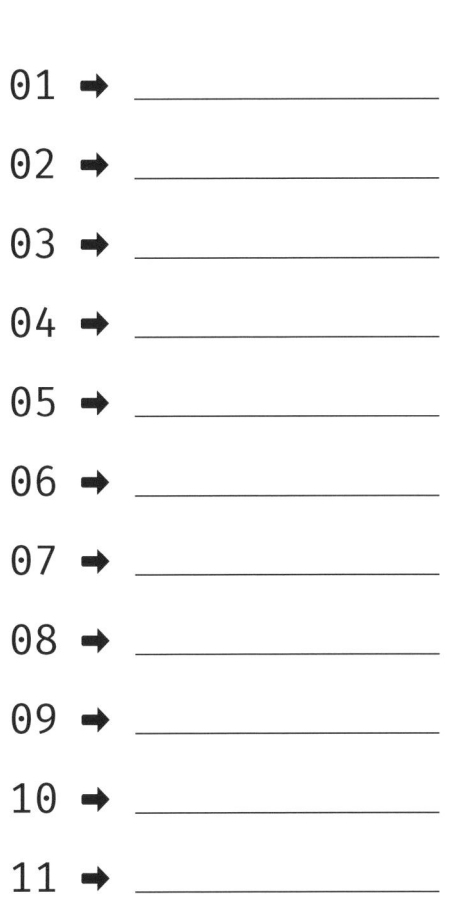

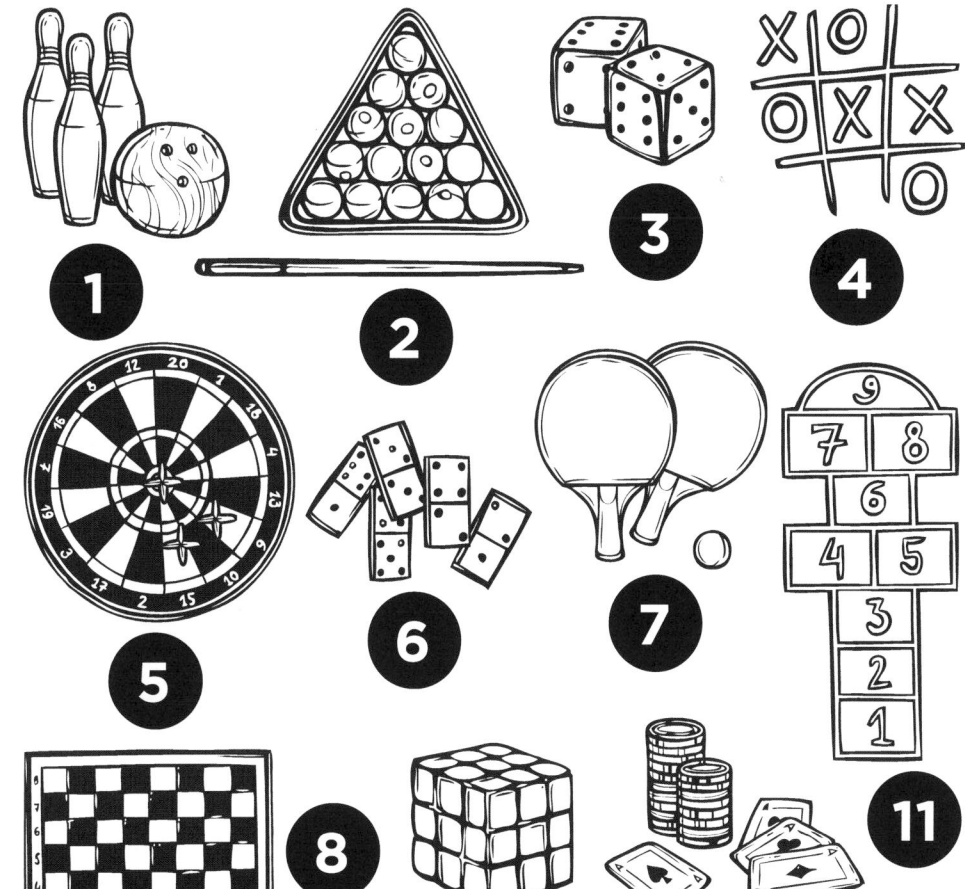

01 ➡ _____
02 ➡ _____
03 ➡ _____
04 ➡ _____
05 ➡ _____
06 ➡ _____
07 ➡ _____
08 ➡ _____
09 ➡ _____
10 ➡ _____
11 ➡ _____

Positiva Mente - Vol. 01

# La Justicia es ciega

La Justicia siempre se representa con los ojos vendados para **simbolizar imparcialidad.** Encuentra estas **15 palabras** relacionadas con la Justicia.

```
Y Y O N E R X F K I G P P O J F F G Q I
Q N I T I G T V O N S D L T H G P O Y G
U R C T X L X R N I Q I H L T X H J T W
X Y I J O C V F I U N F W U R U L V Z A
B U U U X D A X G B I O I D M E U E N R
B U J R D N A R T L U T M N Y O D R L I
T W U A E G E S C O B N Y I K N Q E K U
R B S D W D S H U E P Z A F T M S D A G
B V N O N X M F S C L G J L F S U I F B
S O M E R P U S I K A L T A B P E C J A
C A F P C S J A M T E M N X S F F T J I
G E P J T Q O G I T S A C D I E X O G Z
D Z K P V V C K R E N N W R P N Q H P V
I G L O T Z M A G I S T R A D O C N G N
B R M V W A D N V U A T G P D R L Q G P
X Z X S D O P R V D V A C G Q X P Y L G
X Y F M Q F Q X V U G G V D N P M T Y M
```

- ☐ ACUSADO
- ☐ CÁRCEL
- ☐ CASTIGO
- ☐ CONDENA
- ☐ DEFENDER
- ☐ INDULTO
- ☐ JUICIO
- ☐ JURADO
- ☐ LETRADO
- ☐ LEY
- ☐ MAGISTRADO
- ☐ SUPREMO
- ☐ TESTIMONIO
- ☐ TRIBUNAL
- ☐ VEREDICTO

Solución página 118

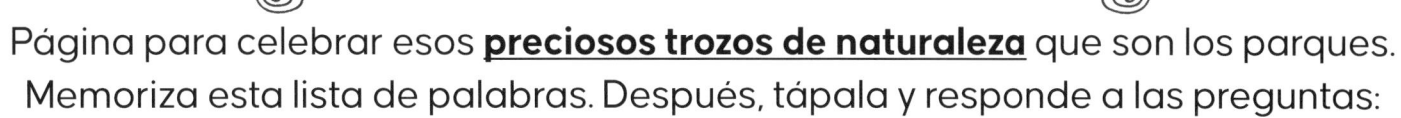

# Una tarde por el parque

Página para celebrar esos **preciosos trozos de naturaleza** que son los parques.
Memoriza esta lista de palabras. Después, tápala y responde a las preguntas:

| FUENTE | NIÑOS |
| PAJAROS | PALMERA |
| TENIS | JARDINERO |
| CALOR | CIELO |

01  ¿Qué cosa era azul en la lista?  ➡

02  Una palabra que empieza por N. ¿Cuál era?  ➡

03  Había animales, ¿recuerdas cuáles?  ➡

04  ¿Qué cosa se relaciona con el agua en la lista?  ➡

05  ¿Qué sesación térmica salía en la lista?  ➡

06  En la lista había un arbol. ¿Cuál era?  ➡

07  ¿Qué profesión había en la lista?  ➡

08  ¿Que deporte están jugando en el parque?  ➡

---

Escribe **seis frases** que contengan estas dos palabras: **PARQUE - PASEO**

Ejemplo: *Fuí a dar un paseo por el parque y había flores*

_____

_____

_____

_____

_____

## La capital de Países Bajos

Los edificios típicos de **Amsterdam son fascinantes.** ¡Colorea este patrón!

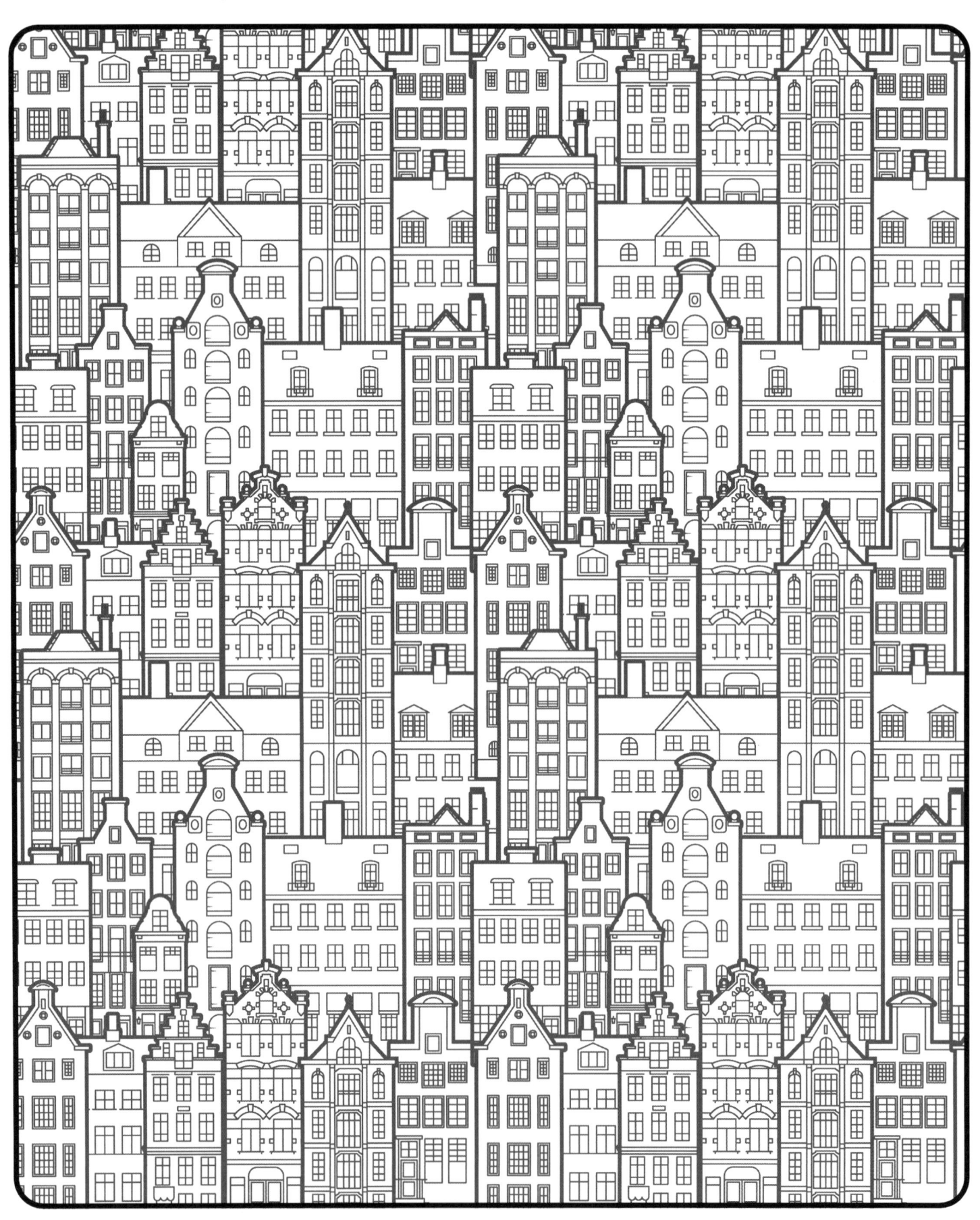

# El circo ambulante

El circo es uno de los espectáculos mas antiguos. Hay restos arqueológicos de circos en Mesopotamia fechados en 2.000 años antes de Cristo.

Fíjate bien en el dibujo de la foca e intenta **reproducirlo en la cuadrícula.**

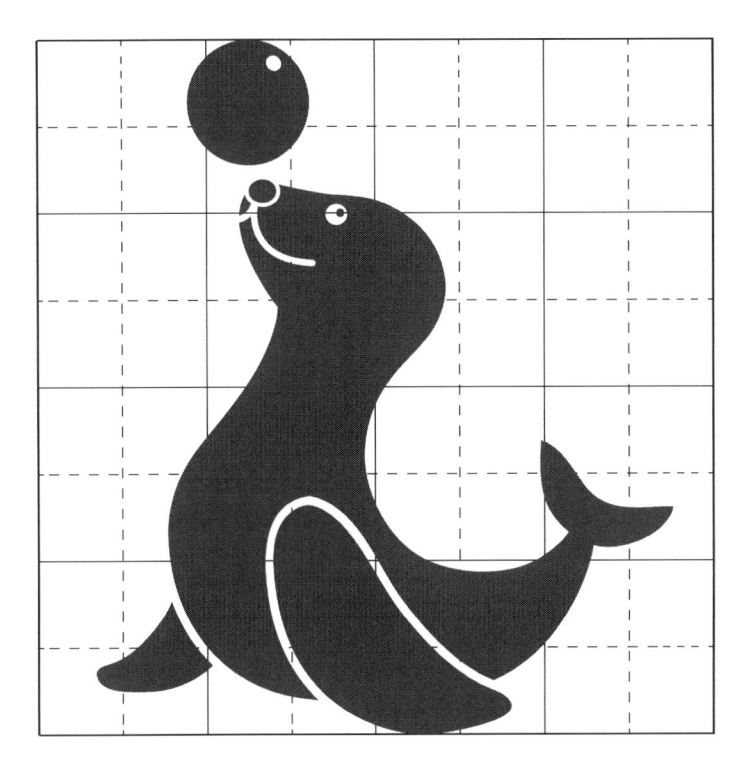

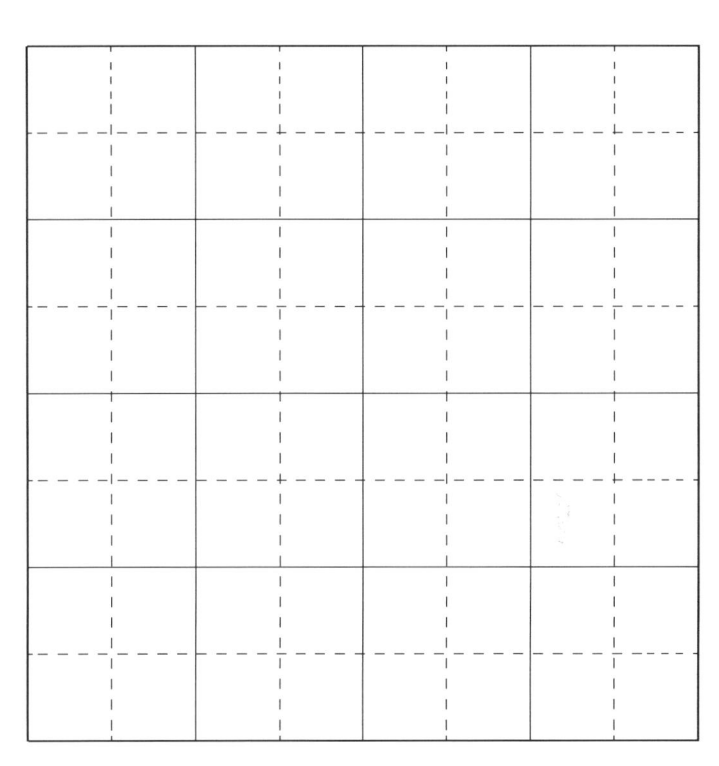

CI - R - CO

Intenta escribir el mayor número de palabras que **contengan "CI", CO y IR**

Fíjate en los ejemplos que ya están rellenados.

| Palabras con **CI** | Palabras con **CO** | Palabras con **IR** |
|---|---|---|
| CIRCULO | COMIDA | CONVENIR |
| CIRUELA | COLMENA | IRASCIBLE |

# Planear el viaje soñado

Viajar a otros países es una experiencia enriquecedora.
**¿Cuál es el país mas poblado del mundo?** Japón. **¿Y menos poblado?** Mongolia

La lista tiene países y cosas típicas. **Une las palabras con las correspondientes.**

| | | |
|---|---|---|
| ASIA | PLAZA MAYOR | COLISEO |
| ROMA | LISBOA | AGUACATE |
| MADRID | CHINA | FLAMENCO |
| FRANCIA | MARISCO | PARIS |
| MEXICO | BUENOS AIRES | ASADO |
| SEVILLA | QUESO | ISLA |
| PORTUGAL | MARIACHI | COCIDO |
| GALICIA | KOALAS | EMPANADA |
| ARGENTINA | ITALIA | BACALAO |
| AUSTRALIA | GIRALDA | PALILLOS |

Solución a partir página 128

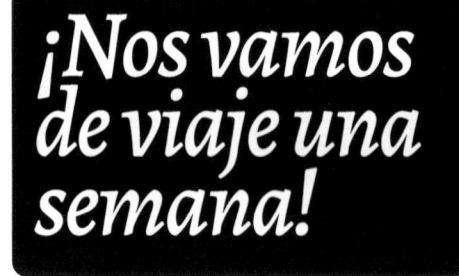

## ¡Nos vamos de viaje una semana!

Han llegado las vacaciones y tienes que preparar el viaje de tus sueños.

Imagina donde te apetece ir para hacer planes con las cosas que poner en la maleta y actividades que hacer.

Sitio al que viajarás ↓

_____

¿Hará frío o calor? ↓

_____

¿Cómo llegarás allí?

☐ Coche    ☐ Tren    ☐ Avión

**10 Objetos en la maleta**
_____
_____
_____
_____
_____
_____
_____
_____
_____
_____

**Actividades a realizar:**
_____
_____
_____
_____
_____
_____
_____
_____
_____
_____

# Cuerpo humano asombroso

El cuerpo humano es una de las "máquinas" mas perfectas que existen.
**¿Puedes conectar los órganos con la posición en la que se encuentran?**

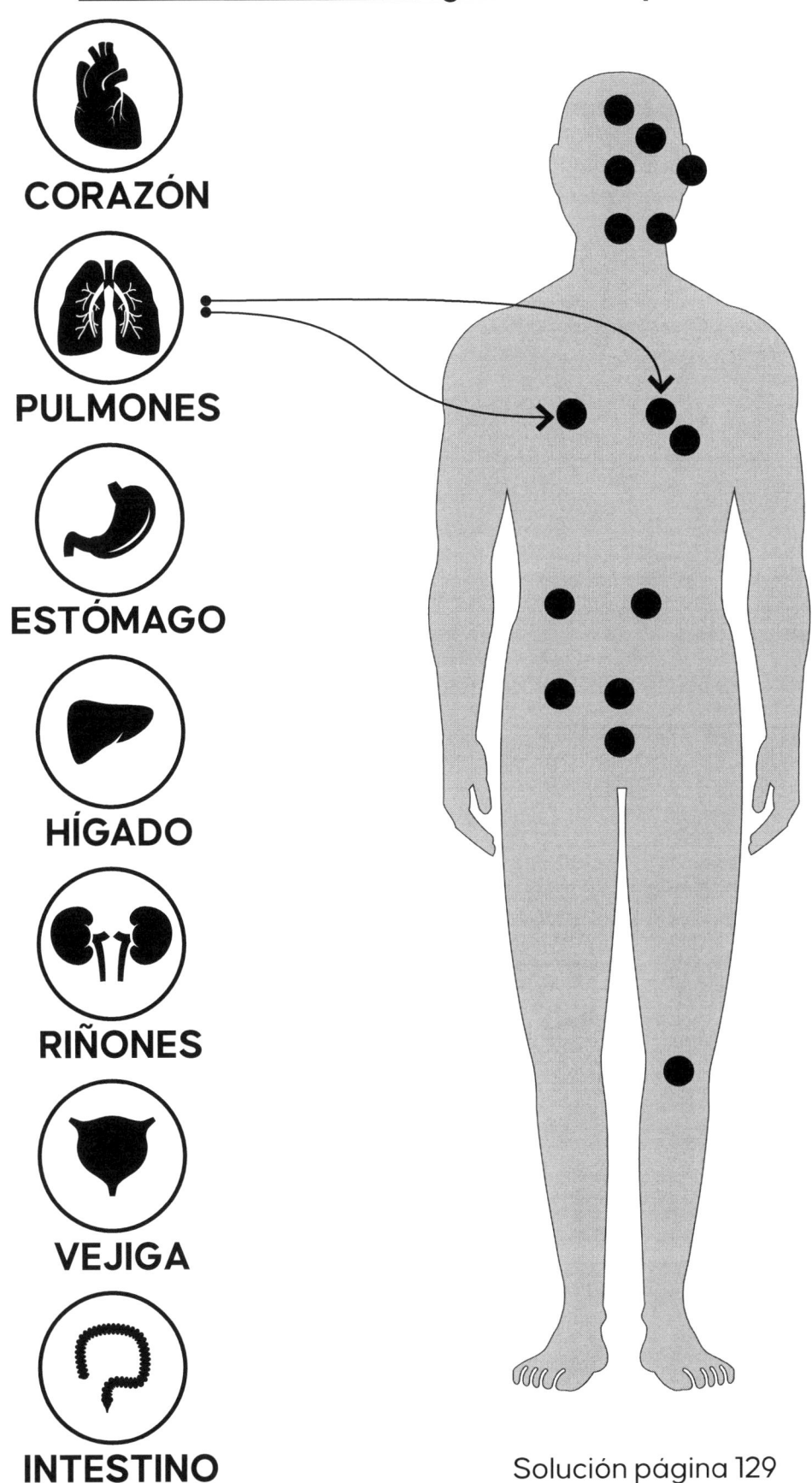

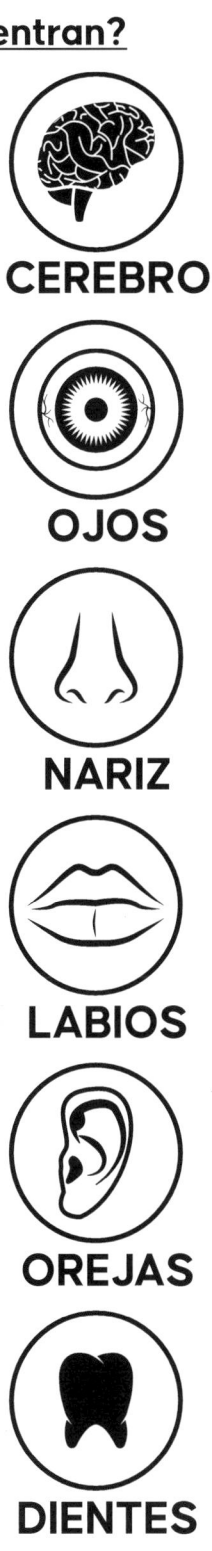

- CORAZÓN
- PULMONES
- ESTÓMAGO
- HÍGADO
- RIÑONES
- VEJIGA
- INTESTINO

- CEREBRO
- OJOS
- NARIZ
- LABIOS
- OREJAS
- DIENTES
- RÓTULA

Solución página 129

Positiva Mente - Vol. 01

Pag. 71

# Encuentra la motivación

**Motívate todos los días. "El secreto de avanzar es comenzar."** Mark Twain
Una página para motivarse y superar las aversidades.

*El éxito son la suma de pequeños esfuerzos que se repiten continuamente día tras día.*

*El éxito son la suma de pequeños esfuerzos que se repiten continuamente día tras día.*

Escribe **las seis actividades** que más te motivan en la vida.
Debajo, apunta **el lugar donde ocurren** esas actividades. Colorea la bombilla.

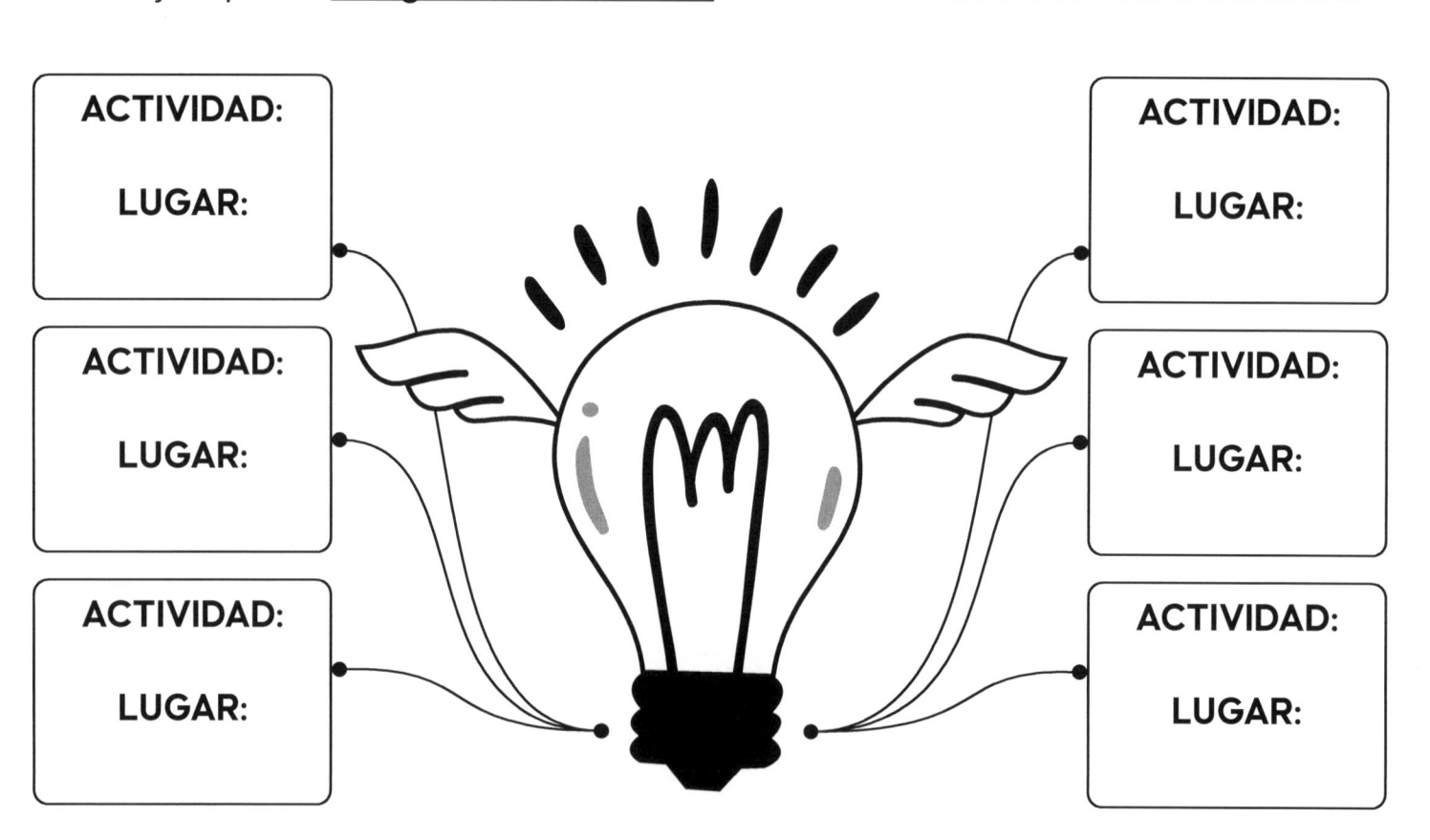

**ACTIVIDAD:**
**LUGAR:**

**ACTIVIDAD:**
**LUGAR:**

**ACTIVIDAD:**
**LUGAR:**

**ACTIVIDAD:**
**LUGAR:**

**ACTIVIDAD:**
**LUGAR:**

**ACTIVIDAD:**
**LUGAR:**

# Herramientas para construir

"Prefiero otoño a primavera. En el otoño se mira al cielo, en primavera, a la tierra."

**¿Sabes cuál es la de roble? Si no te acuerdas fíjate en la forma en la página 38**

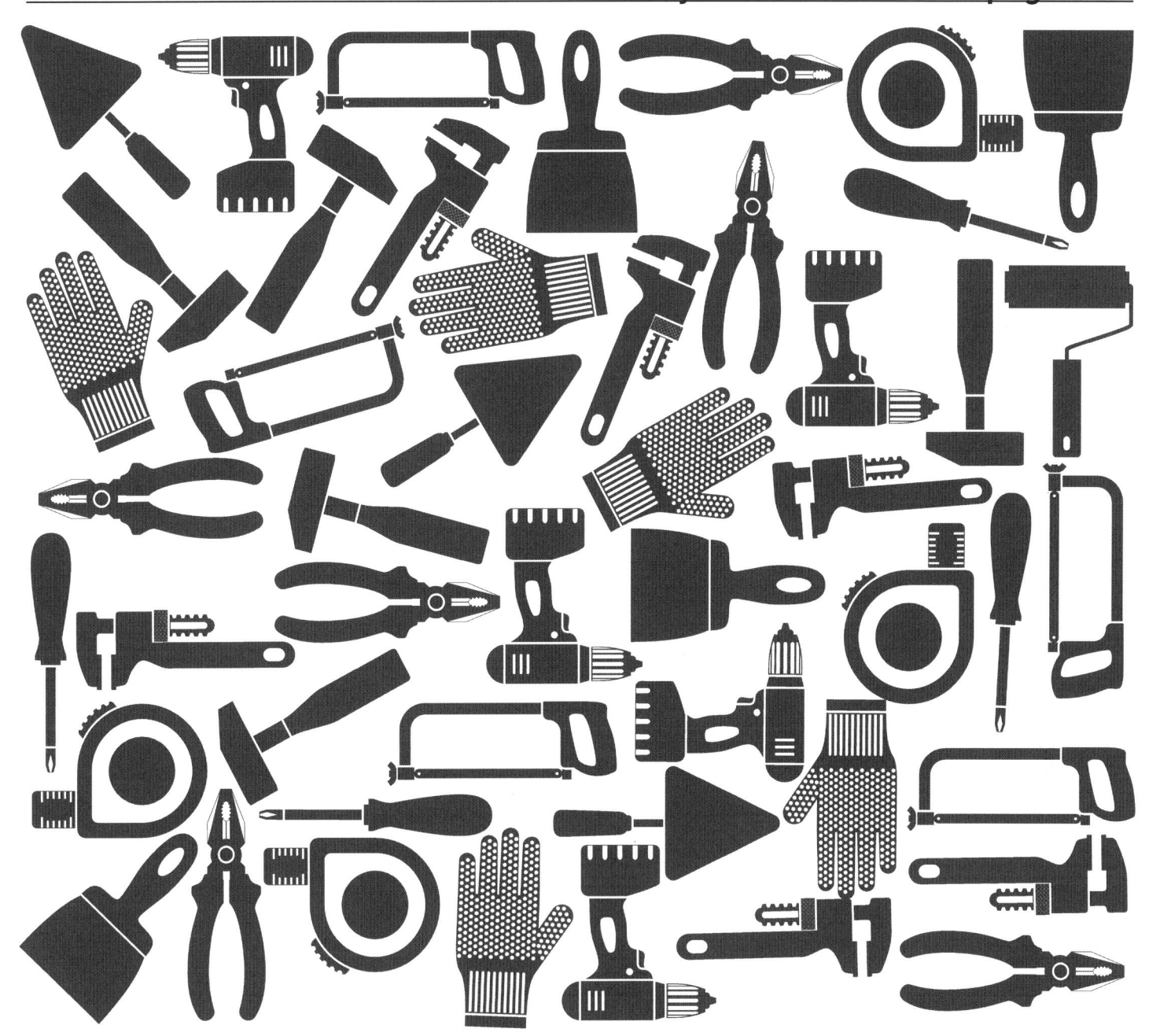

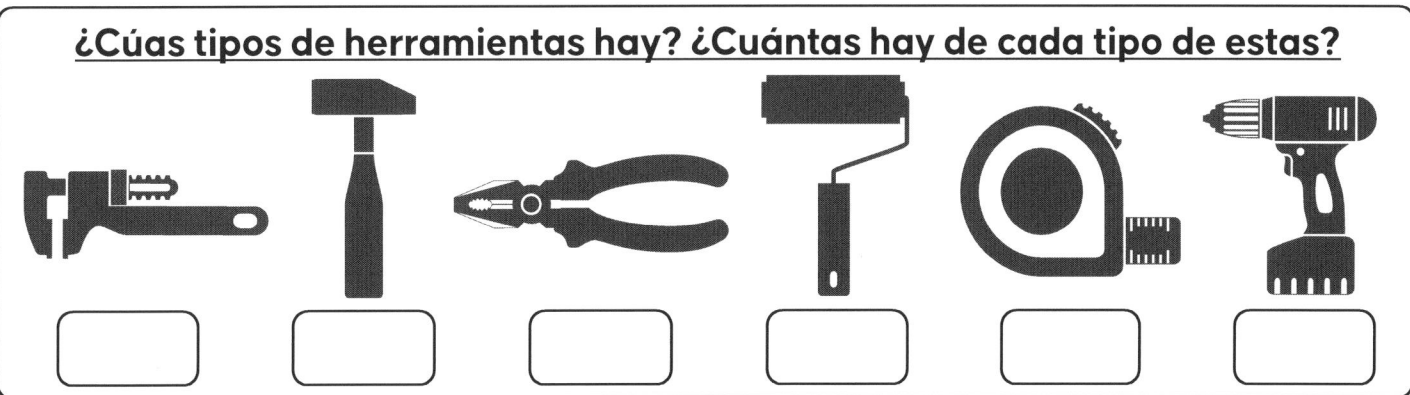

**¿Cúas tipos de herramientas hay? ¿Cuántas hay de cada tipo de estas?**

Positiva Mente - Vol. 01                    Solución página 130                    Pag. 73

# El planeta de los insectos

En la lista, marca en la casilla *__las palabras que sean especies de insectos__*

- ☐ Bacteria
- ☐ Abeja
- ☐ Ballena
- ☐ Mosquetón
- ☐ Litio
- ☑ Escarabajo
- ☐ Salamandra
- ☐ Gusano
- ☐ Tortuga

- ☐ Castor
- ☐ Mosquito
- ☐ Orangutan
- ☐ Pelicano
- ☐ Pulga
- ☐ Mapache
- ☐ Cobra
- ☐ Libelula
- ☐ Mero

- ☐ Cabracho
- ☐ Mosca
- ☐ Gallo
- ☐ Esturión
- ☐ Rape
- ☐ Mantis
- ☐ Golondrina
- ☐ Oso homiguero
- ☐ Termita

Solución página 130

---

Coloca cada palabra de la lista en el **grupo de animales correspondiente.**

| | | |
|---|---|---|
| Hormiga | Cucaracha | Cigarra |
| Ballena | Besugo | Hipopotamo |
| Delfín | Caballo | Orca |
| Trucha | Elefante | Carcoma |
| Salmón | Raya | Luciernaga |
| Avispa | Escorpión | Gorila |
| Sardina | Tábano | Atún |
| Caballa | León marino | Anguila |

**INSECTOS**

**MAMIFEROS**

**PECES**

## Frases y Proverbios

Las frases populares **esconden una gran sabiduría** si se miran con atención.
Suelen tratarse de juegos de palabras **para recordar con facilidad el dicho.**

Conecta los principios de estas frases populares con el final adecuado.

| | |
|---|---|
| No hay… | … un pan. |
| Piensa mal… | … si la dicha es buena. |
| A buenas horas… | … con queso. |
| Atar a los perros… | … de once varas. |
| Las cuentas… | … y acertarás. |
| Hablar por… | … en Flandes. |
| Meterse en camisas… | … de lince. |
| Costar la torta… | … el pie derecho. |
| Poner una pica… | … tu tía. |
| Tener vista… | … punta en blanco. |
| Ir de… | … del gran capitán. |
| Entrar con… | … en ojo de boticario. |
| Nunca es tarde… | … boca de ganso. |
| Como pedrada… | … con longaniza. |
| Darsela… | … mangas verdes. |

Escribe **tu frase popular favorita**. Explica sus significado con tus palabras.

Mi frase favorita es ➔ _____

Significado de la frase ➔ _____
_____
_____
_____

# La sabiduría de los "peques"

Los niños son mucho mas inteligentes de lo que en ocasiones creemos.
Aún así, los consejos de nuestros mayores **nos acompañan toda la vida.**

En esta página encontrarás algunos temas importantes a los que todos hacemos frente a lo largo de la vida. Piensa en el tema y escribe **el consejo que piensas que TU EXPERIENCIA más pueda ayudar a las generaciones venideras.**

## Consejos para mis nietos

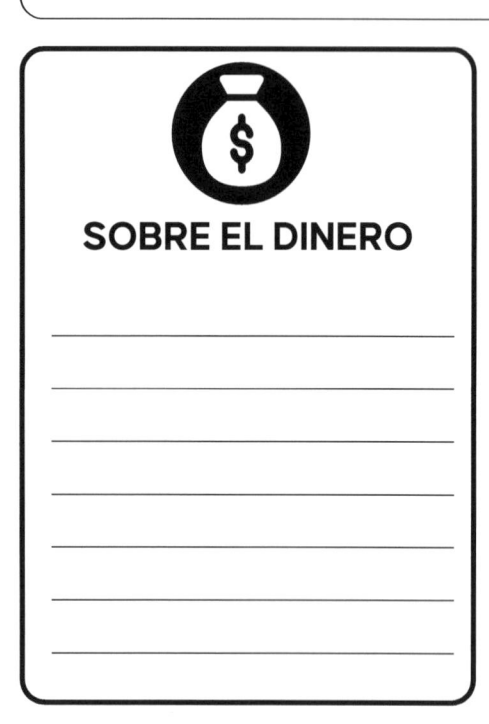

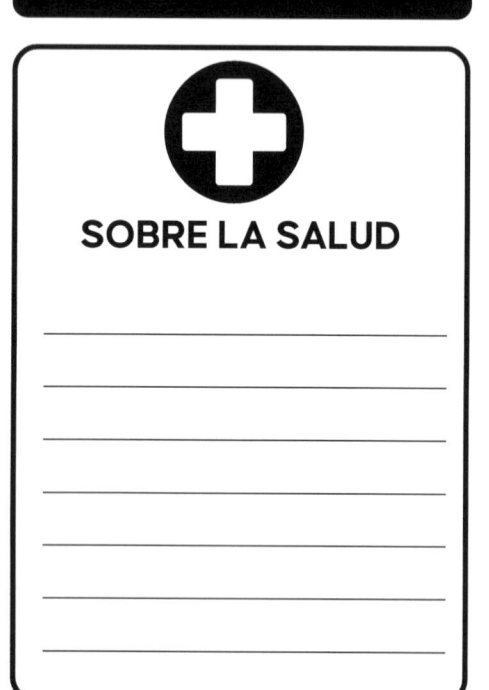

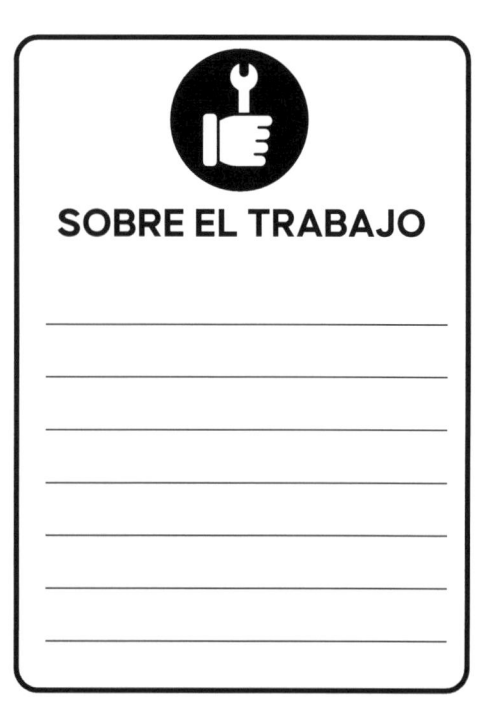

**SOBRE EL DINERO**

**SOBRE EL AMOR**

**SOBRE LA SALUD**

**SOBRE EL TRABAJO**

**SOBRE LA CASA**

**SOBRE LOS AMIGOS**

# Girasoles maduros

¿Sabías que los **girasoles adultos** no siguen al sol y **miran al este**?
Encuentra las **15 flores escondidas** en esta sopa de letras.

```
A R E L I K P K N C O M W N T A S F O R
E W U D S H D E U J J N L M A L X N Z A
D V V P U J Q Q Z A S K Y H M O D I I Q
I J R C G N T R L Z Q B W D R P E I R P
U F G E R A N I O M R M R F T A Z L G G
Q J K F N R A L L I N A Z N A M O M F X
R P D V H C Z L Q N W D F S F A Y K F G
O X P O Q I O F C N M W J I L U O P I I
P V W P L S H R A A M P O U V H A B P Q
T L B Y A O L P R H M A L W A Y W F A P
P W I R V K I G W J T P Y L E V A L C X
Q A I Q L L A D A Y H B A L A P M Z E Q
T G C F U R H C A U J X K N I I R F I Z
V V G T I E I L X L S D X U I R E L T O
H O R T E N S I A K G Q T O X L I E Z I
H P A Y T M U O W U J C B W O X L O I U
F P Z O U O D O Q A P L S F S J I A O B
```

☐ AMAPOLA ☐ GLADIOLO ☐ MANZANILLA
☐ CAMPANILLA ☐ HORTENSIA ☐ MARGARITA
☐ CLAVEL ☐ JACINTO ☐ NARCISO
☐ GERANIO ☐ JAZMÍN ☐ ORQUÍDEA
☐ GIRASOL ☐ LIRIO ☐ TULIPÁN

Solución página 118

# Adivinanzas con dibujos

En esta página encontrarás **9 adivinanzas.**
Intenta encontrar la respuesta. Los dibujos de abajo **son pistas a las soluciones.**

01   Si le das comida vive, pero si le das agua lo matarás.

02   ¿Cuál es animal que tiene parecido a una montaña?

03   Tiene dientes, pero nunca come.

04   Se parece a mi madre, pero es mayor, tiene otros hijos y mis tíos son.

05   No soy pájaro pero puedo volar. Llevo gente de uno a otro lugar.

06   Qué cosa y cosa, diez piedras que llevamos todos a cuestas.

07   Verde en el campo, negro en la plaza y colorado en la casa.

08   Tú que lo tienes, téntelo tú; yo te lo gasto más que tú.

09   Vas en un avión. Delante tienes un caballo y detrás un camión. ¿Dónde estás?

Solución, gira la página:

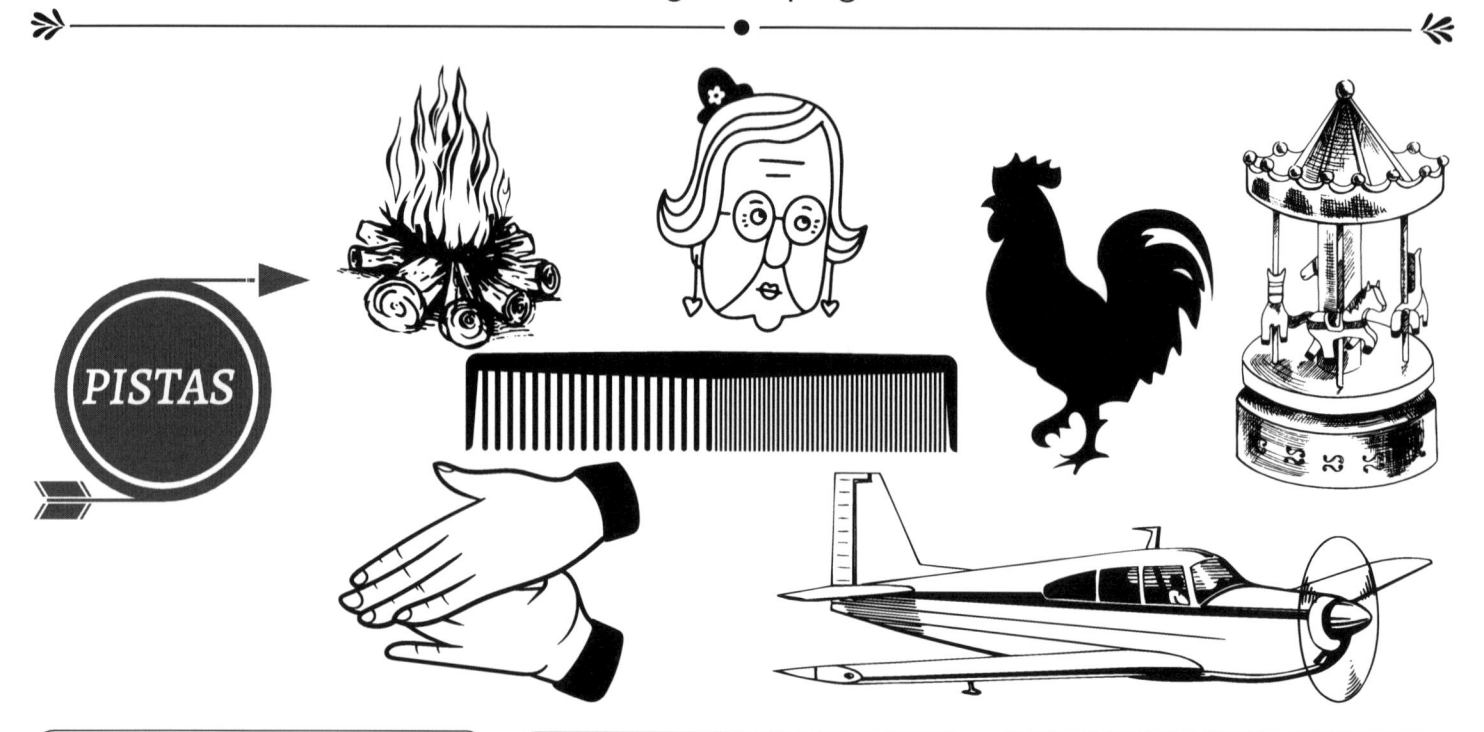

1. EL FUEGO
2. EL GALLO (CRESTA)
3. UN PEINE
4. LA ABUELA
5. UN AVIÓN
6. LAS UÑAS
7. EL CARBÓN
8. TU NOMBRE
9. EN UN TIOVIVO

# El tamaño de las aves

El mundo de las aves se caracteriza por la variedad asombrosa de especies. **El huevo más grande es el de avestruz. Hay que cocinarlo durante dos horas.**

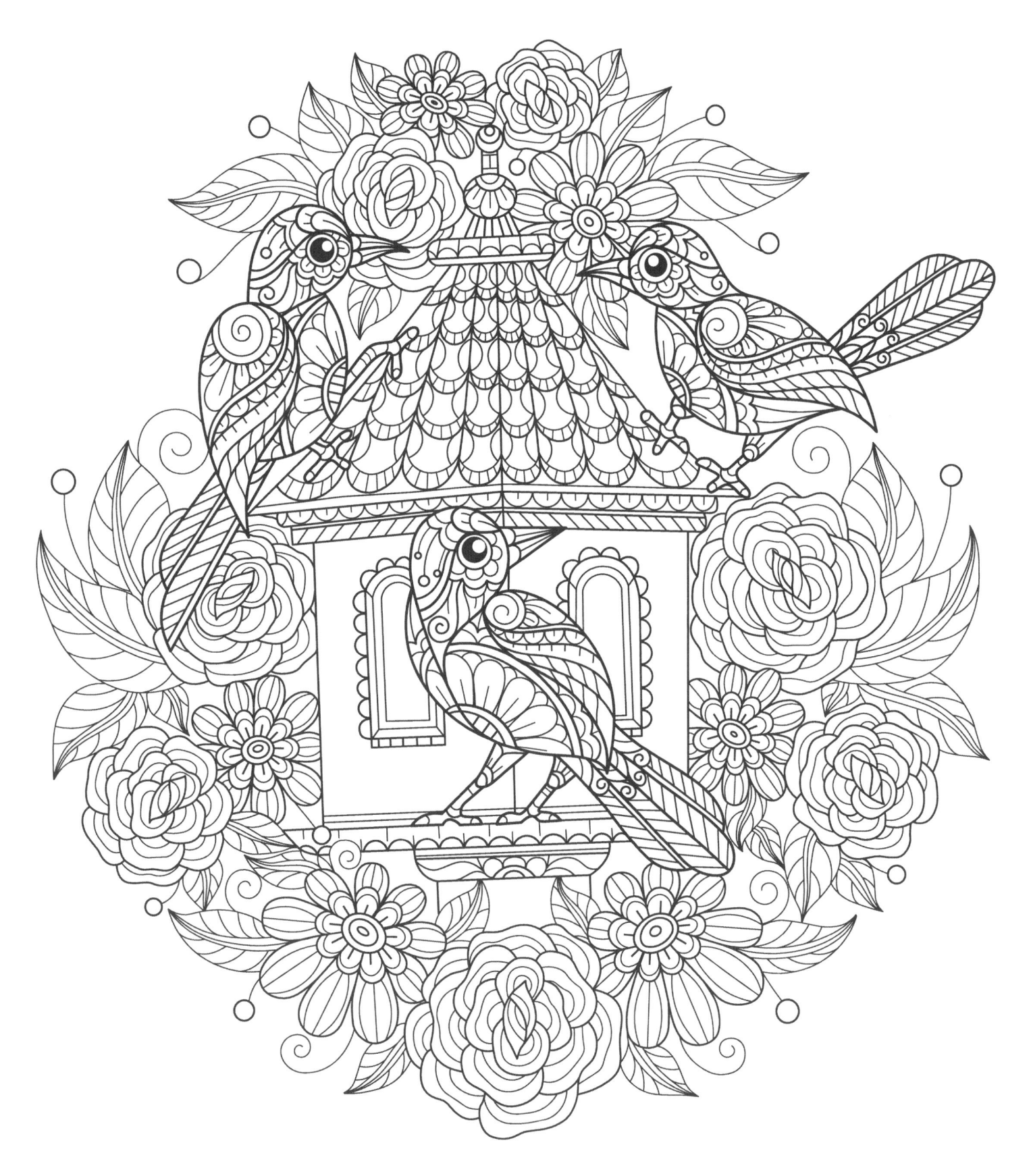

# La magia del número cinco

Muchas veces se asocia el número cinco a la magia.
El "cinco" es el único número que se expresa con **el mismo número de letras.**

## Ropa en la época victoriana

Al principio de la época victoria las mujeres vestían de manera muy pudorosa.
Los vestidos no dejaban ver ni siquiera los tobillos.

**Encuentra 12 diferencias** en este dibujo de una **mujer en la época victoriana.**

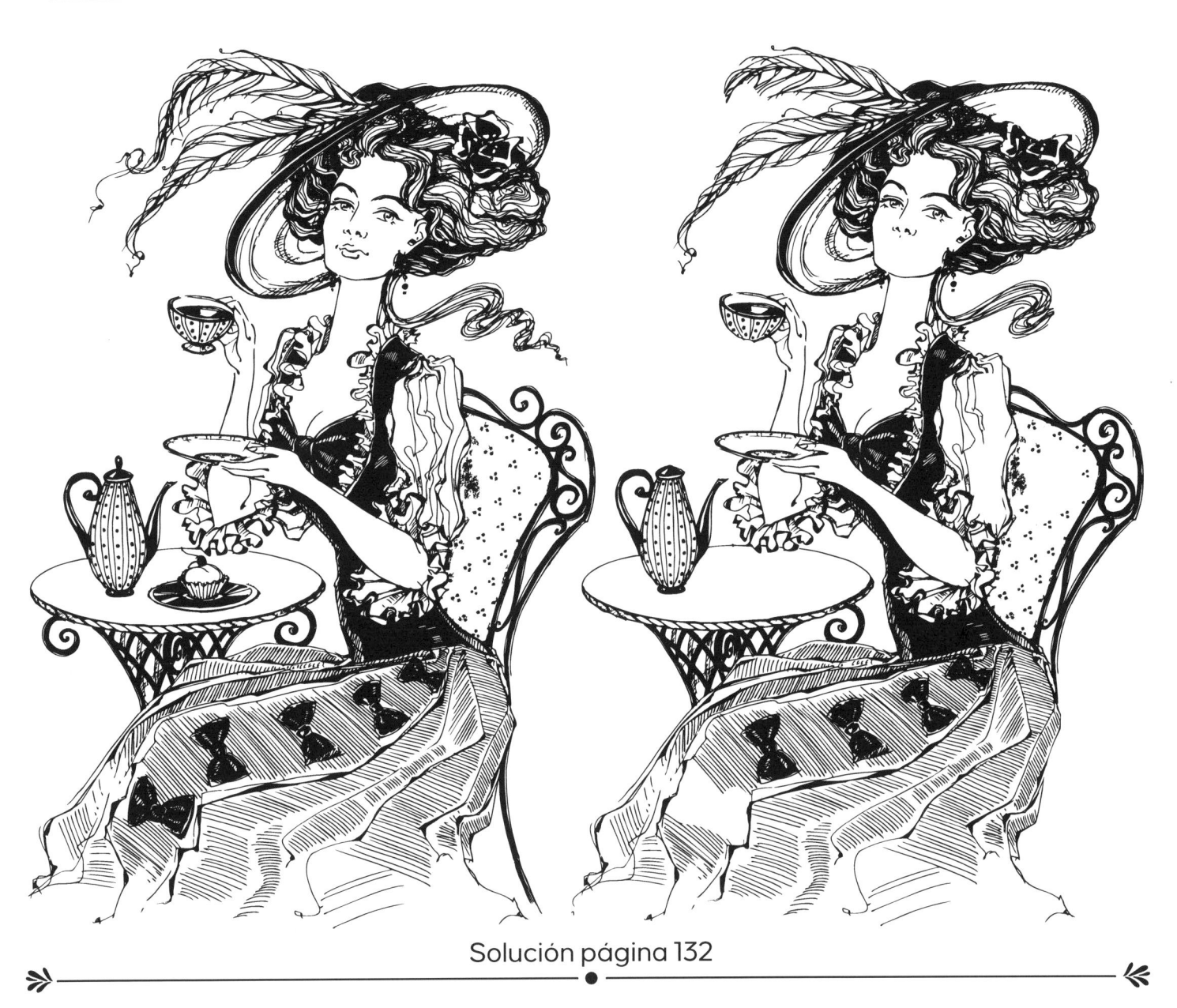

Solución página 132

¿Cuál es **tu prenda de vestir favorita?**. Explica si prefieres comodidad o estilo.

Mi prenda favorita es ➡ _____

¿Comodidad o estilo? ➡ _____

_____

_____

# Un viaje por Latinoamérica (1)

**Memoriza la posición de los países** en el mapa. Luego, ve a la página siguiente

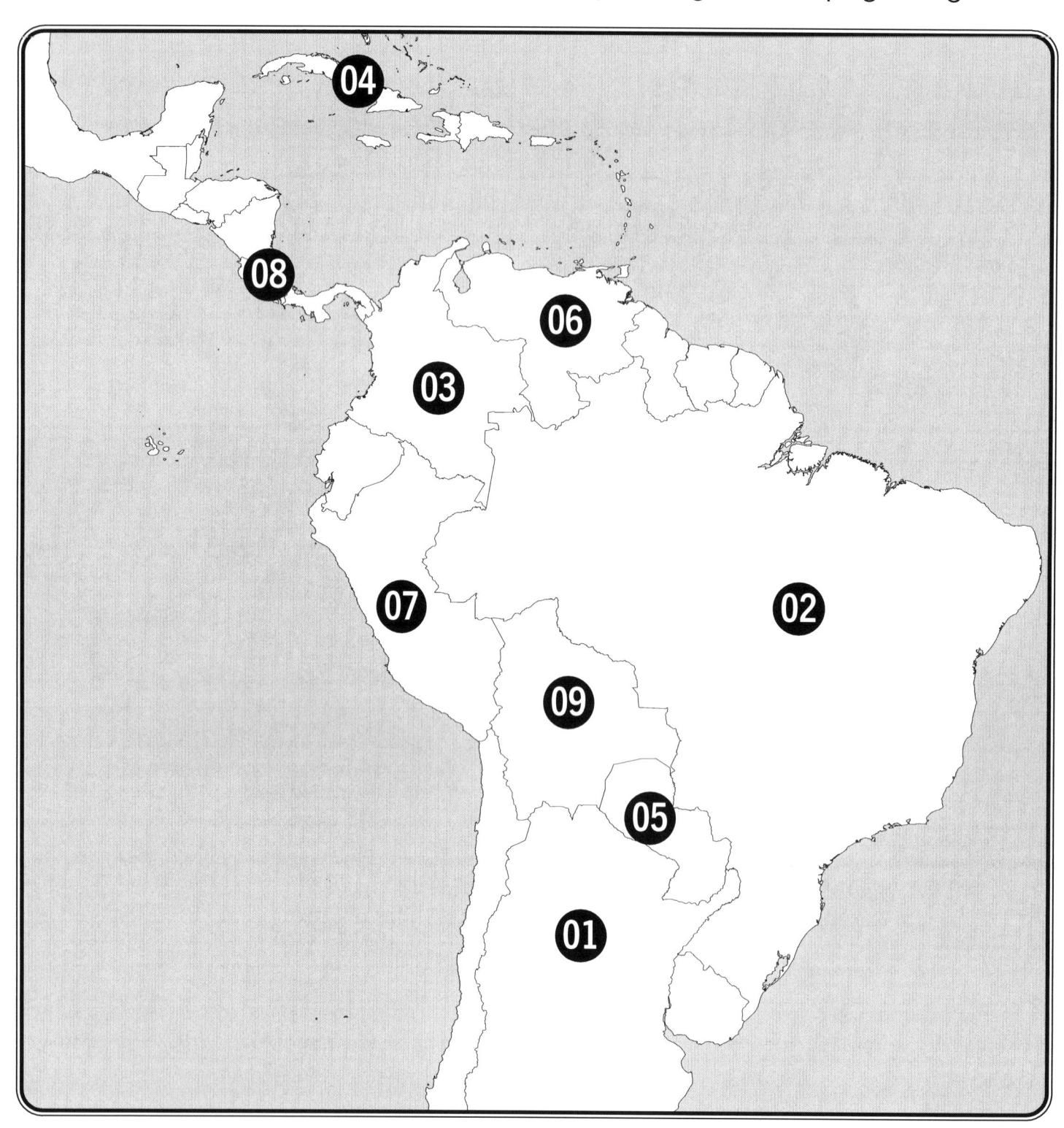

| | | |
|---|---|---|
| 01 → Argentina | 04 → Cuba | 07 → Perú |
| 02 → Brasil | 05 → Paraguay | 08 → Costa Rica |
| 03 → Colombia | 06 → Venezuela | 09 → Bolivia |

# Un viaje por Latinoamérica (2)

**Tapa la página anterior.** Recuerda donde está cada país y anota bajo el mapa.

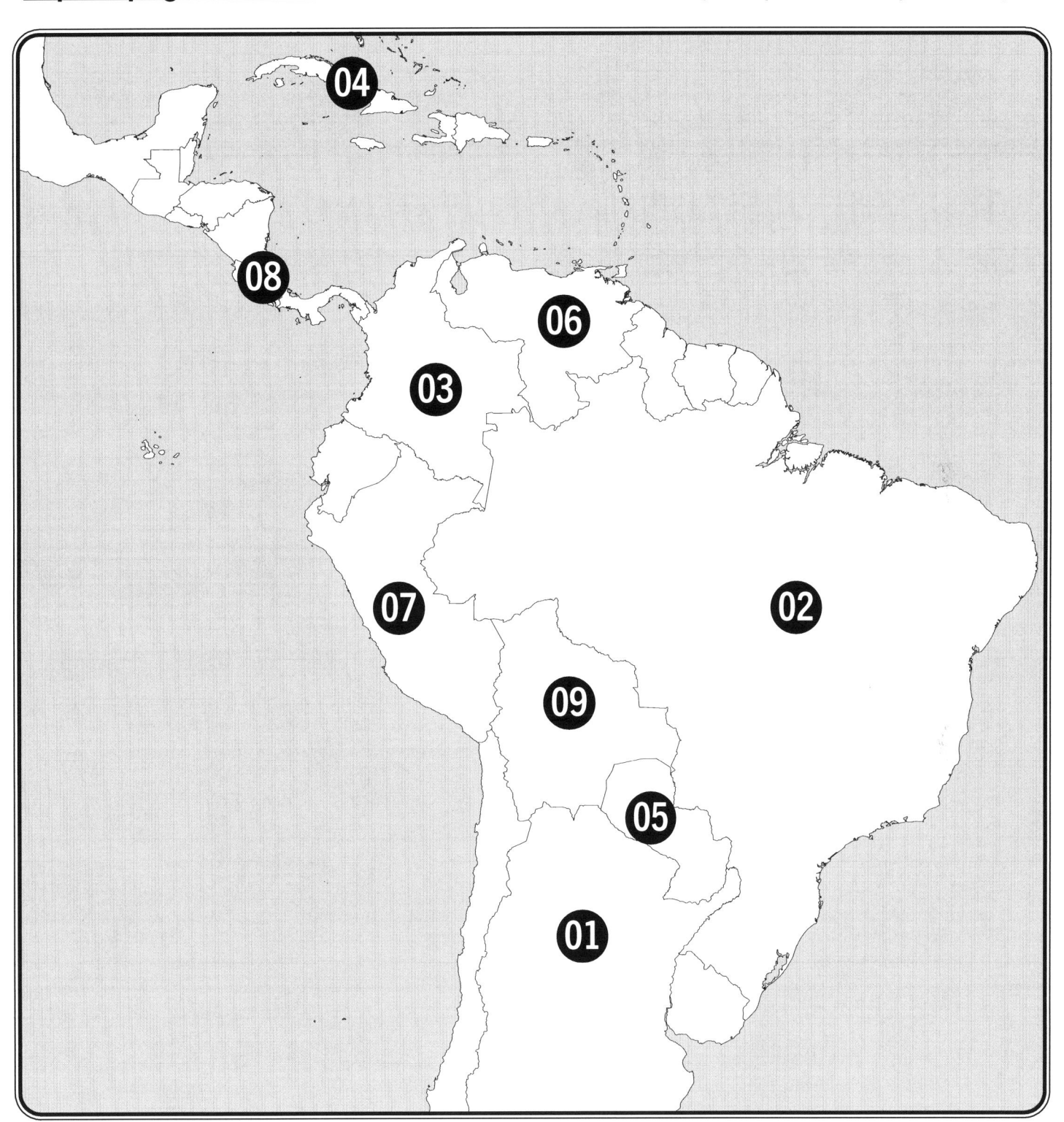

01 ➡
02 ➡
03 ➡

04 ➡
05 ➡
06 ➡

07 ➡
08 ➡
09 ➡

# La magia de la familia

La ONU declaró el día 15 de Mayo el día de la familia para resaltar la **importancia de las familias en nuestra cultura.** Encuentra **15 palabras sobre familia.**

```
I W X A K S Y C P V O P P F C A S S E I
M O P N H K E W G X J C Y R I A V J Y U
T G M H V E M G R K B E R C O Y T U U R
W X W A Z J R E K Z V T N Y B Y A O Q T
S X Z H R D Z M X X J A I F O S V V S
V P C L W I H E A X F Z Y K T P Q Z G
F D M V X A D L P N I E T O T S B M Q Y
E A W I E I D O I N O Q P B Z B A A R U
Z G R V Q G S S C M L A Z E S G H T P G
D I W F L O O J A U D R Q S V D N X I L
H O J O B L Z V P R I M O G E N I T O Q
F Y Z R E A J C E N A F L P A B B G J M
T U I U Q E R E J U M D O O Y Z R T R A
H N B E T N E I R A P T E J E H J F Y D
O A T Y M E N Y G F M I C R I O W J G R
M V N X T G E R N X D N V D E H I Z I E
J O S T X T Q F R V J F X M T H J L W O
```

☐ ABUELO  ☐ HIJO  ☐ NIETO

☐ GEMELOS  ☐ INFANCIA  ☐ PADRE

☐ GENEALOGIA  ☐ MADRE  ☐ PARIENTE

☐ HEREDAR  ☐ MARIDO  ☐ PRIMOGÉNITO

☐ HERMANO  ☐ MUJER  ☐ SOBRINO

Solución a partir página 119

# Una tarde en el club náutico

**Memoriza los cuatro dibujos marinos.** Tápalos y escribe debajo sus nombres.

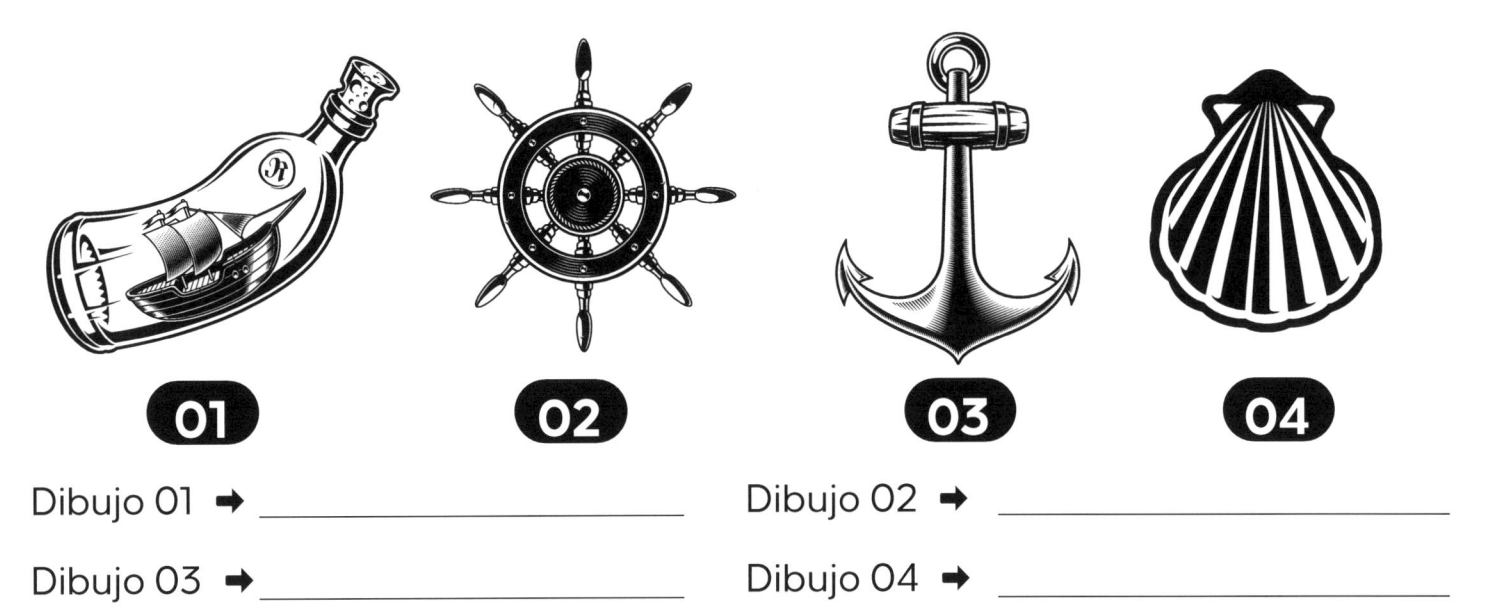

**01**  **02**  **03**  **04**

Dibujo 01 ➡ _____     Dibujo 02 ➡ _____

Dibujo 03 ➡ _____     Dibujo 04 ➡ _____

Intenta hacerlo con **ocho objetos.** Después colorea todos.

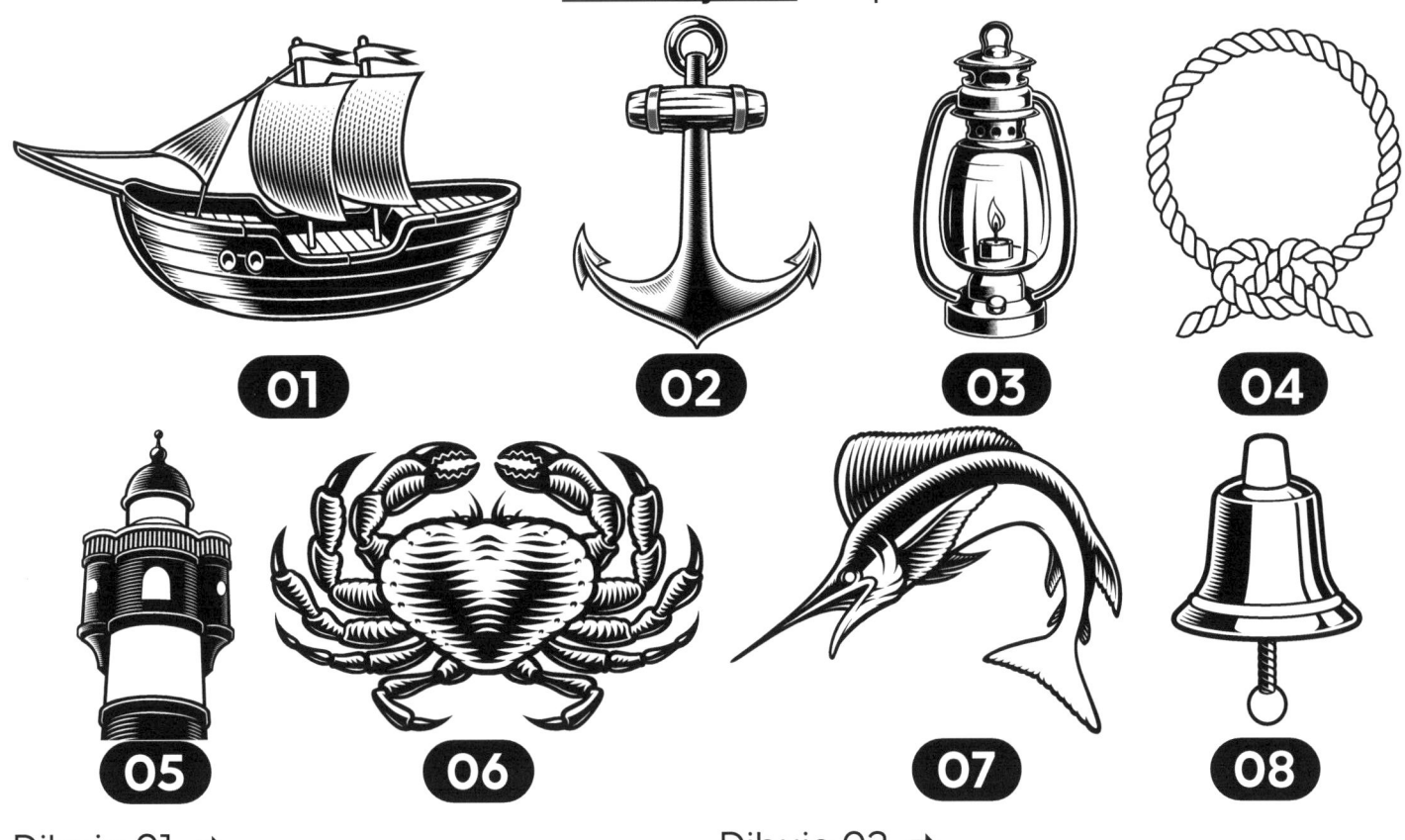

**01**  **02**  **03**  **04**

**05**  **06**  **07**  **08**

Dibujo 01 ➡ _____     Dibujo 02 ➡ _____

Dibujo 03 ➡ _____     Dibujo 04 ➡ _____

Dibujo 05 ➡ _____     Dibujo 06 ➡ _____

Dibujo 07 ➡ _____     Dibujo 08 ➡ _____

# La fuerza de la verdad

La verdad es una de las cosas que con mas fuerza tenemos que defender.
La verdad es lo que es, y es verdad aunque la gente piense al revés. A. Machado

*Es mejor quedar mal por defender la verdad,*
*que perder la confianza por defender mentiras*
*Es mejor quedar mal por defender la verdad,*
*que perder la confianza por defender mentiras.*

Escribe **seis principios éticos o morales** en los que creas firmemente:

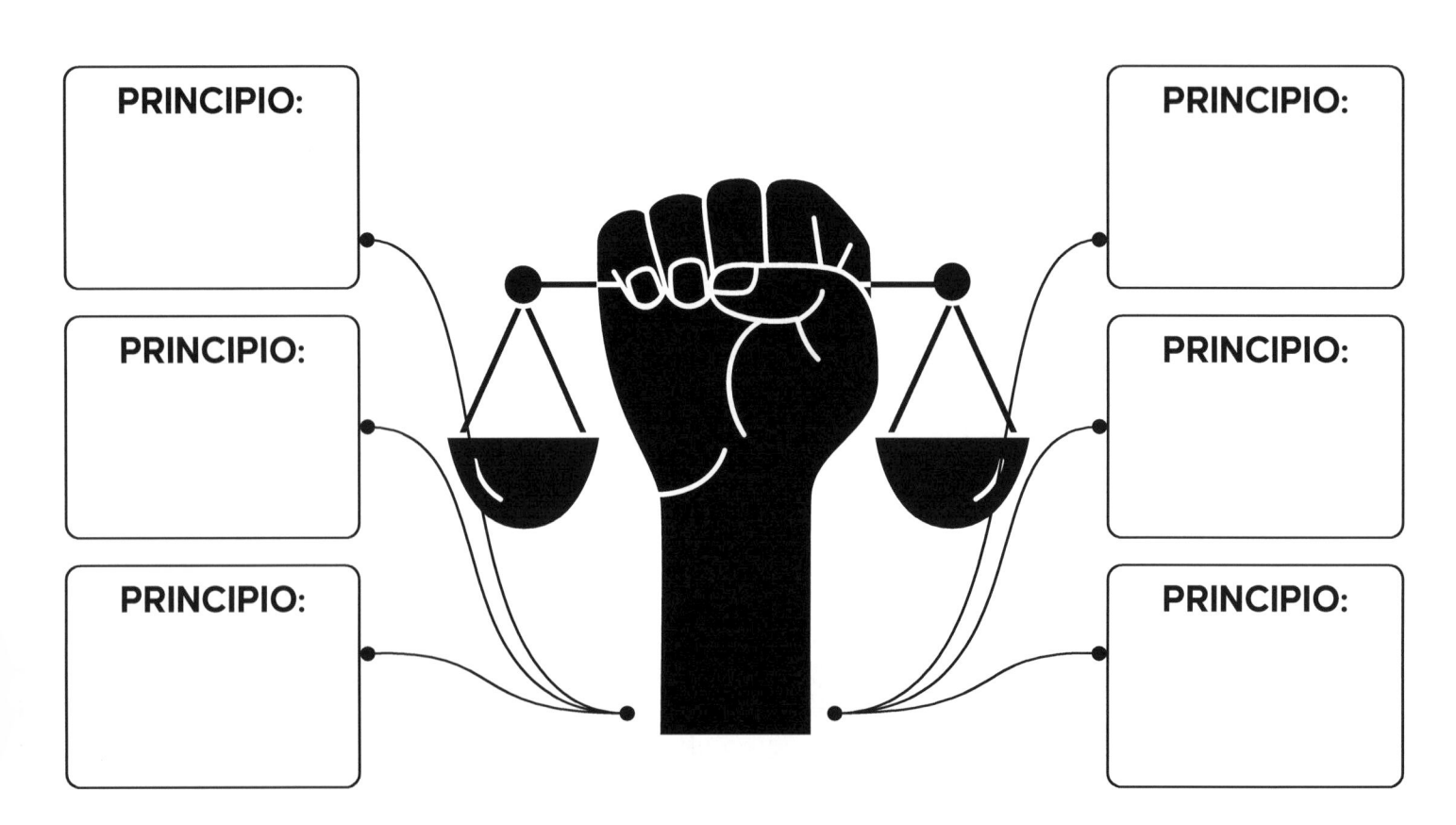

**PRINCIPIO:**

**PRINCIPIO:**

**PRINCIPIO:**

**PRINCIPIO:**

**PRINCIPIO:**

**PRINCIPIO:**

# ¡Llega el verano!

Un dato curioso: **La torre Eiffel crece 15cm** debido a la dilatación del acero.
¿Cuál es tu recuerdo preferido de los veranos de juventud? Explica por qué.

Mi recuerdo preferido ➡ _____

¿Con quién estabas? ➡ _____

Explica por qué es tu favorito ➡ _____
_____
_____
_____
_____
_____

---

Mira la imagen y **pon el nombre de clas 11 cosas del verano** en la lista.

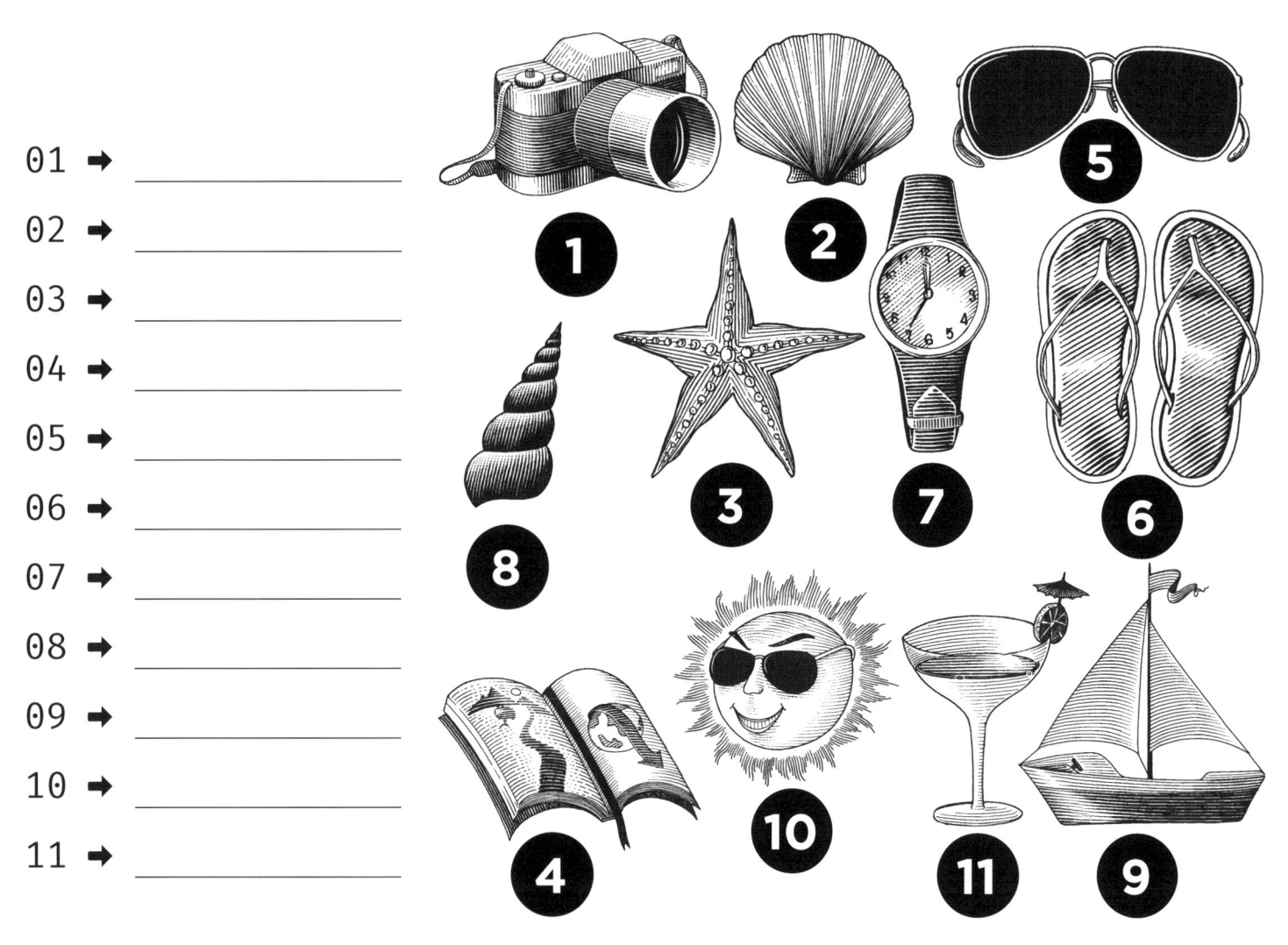

01 ➡ _____
02 ➡ _____
03 ➡ _____
04 ➡ _____
05 ➡ _____
06 ➡ _____
07 ➡ _____
08 ➡ _____
09 ➡ _____
10 ➡ _____
11 ➡ _____

Positiva Mente - Vol. 01    Solución página 131    Pag. 87

## Cada familia es única

Cada familia tiene una historia única y eso las hace especiales.
Coloca en el marco una foto de tu familia, y escribe los nombre debajo de la foto.

01 ➡ _____  02 ➡ _____

03 ➡ _____  04 ➡ _____

05 ➡ _____  06 ➡ _____

07 ➡ _____  08 ➡ _____

# Laberinto en Hawai

El laberinto mas grande del mundo está hecho **en Hawai y tiene casi 4 km. Resuelve el siguiente laberinto.**

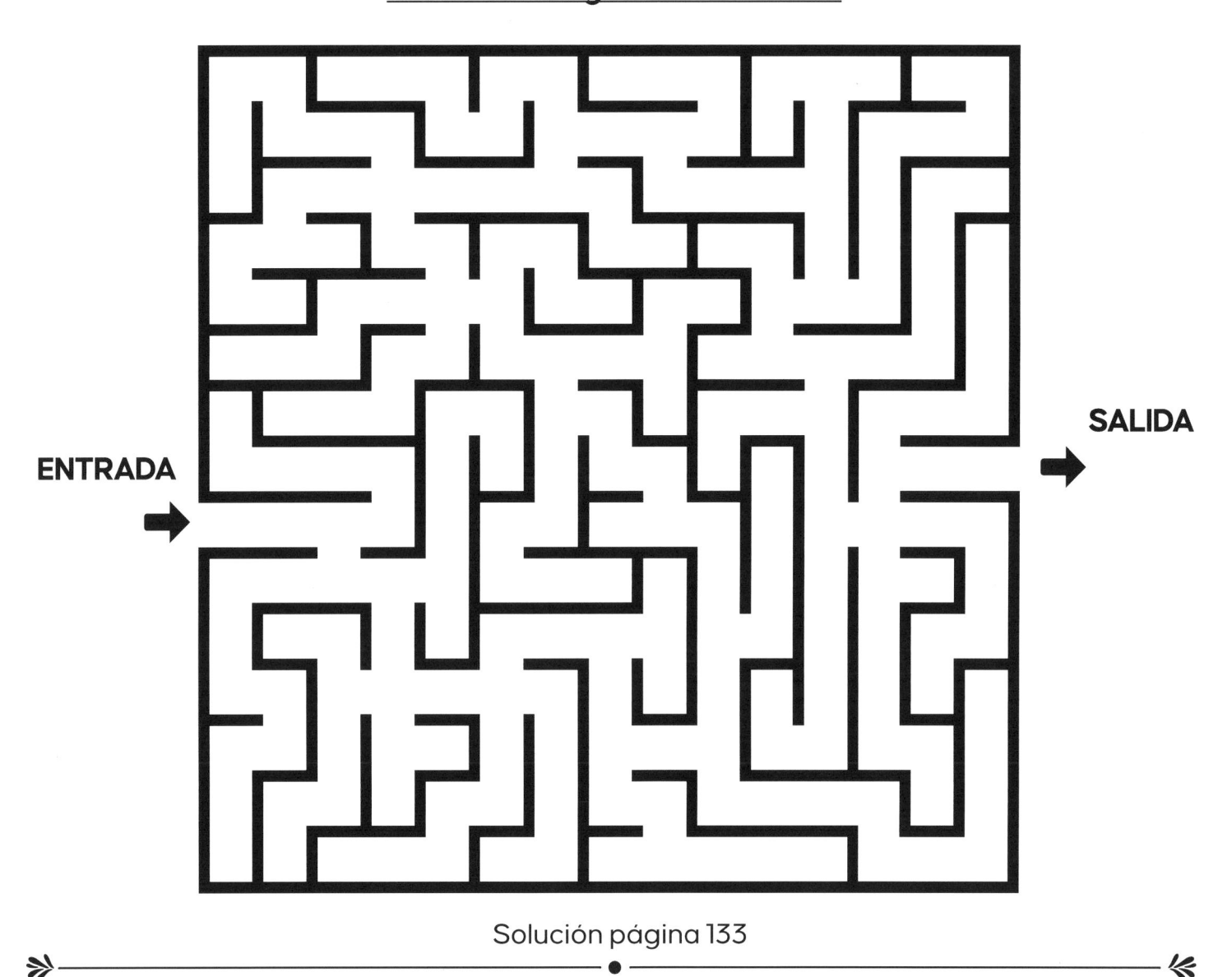

**ENTRADA** →

**SALIDA** →

Solución página 133

Escribe **cuatro frases** que contengan estas dos palabras: **BELLEZA - ADMIRAR**

**Ejemplo:** *Fuí al museo a admirar la belleza de los cuadros*

_____
_____
_____
_____

# Diferentes profesiones y trabajos

¿Sabías que en estados unidos hay **profesionales de catar helados?**
Completa las siguientes palabras. **Todas son diferentes profesiones.**

C_M_R_R_
D_NT_S_A
M_D_C_
_A_A_E_O
_O_T_N_R_
T_X_S_A

G_N_DE_O
_ES_A_O_
M_N_R_
_OC_N_R_
_Z_F_T_
FR_T_R_

C_EN_I_IC_
H_RR_R_
_AL_T_
P_OF_S_R
B_NQ_E_O
V_T_C_LT_R

Solución en página 132

Coloca **los trabajos, herramientas y verbos** en su grupo correspondiente.

Piloto
Martillo
Cortar
Agricultor
Lijar
Destornillador
Barnizar
Sierra

Pulir
Anestesista
Taladro
Pegar
Clavar
Cirujano
Regla
Periodista

Cuchillo
Constructor
Lijadora
Medir
Mecánico
Agujerear
Abogado
Brocha

**VERBOS**

**PROFESIONES**

**HERRAMIENTAS**

# ¡Alas para volar!

Todas las aves tienen alas menos una: **el Kiwi.**
El kiwi es una **ave endémica de Nueva Zelanda** y no puede volar.

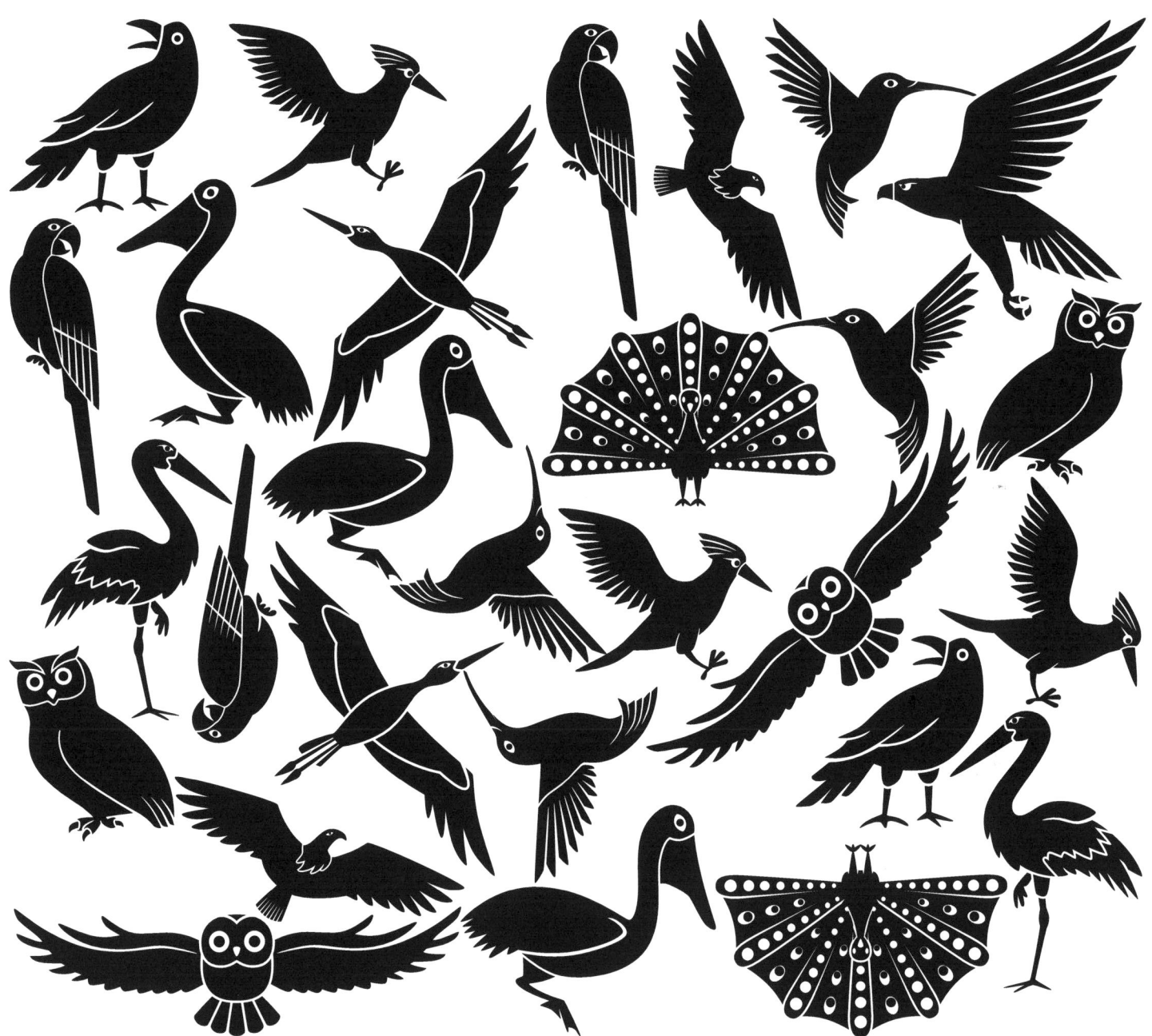

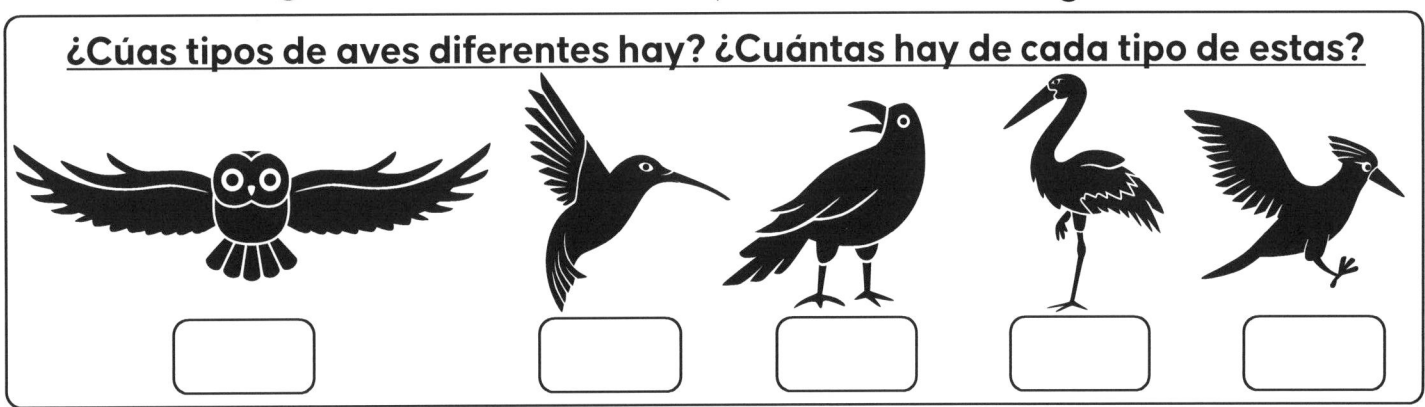

**¿Cúas tipos de aves diferentes hay? ¿Cuántas hay de cada tipo de estas?**

Positiva Mente - Vol. 01 — Solución página 134 — Pag. 91

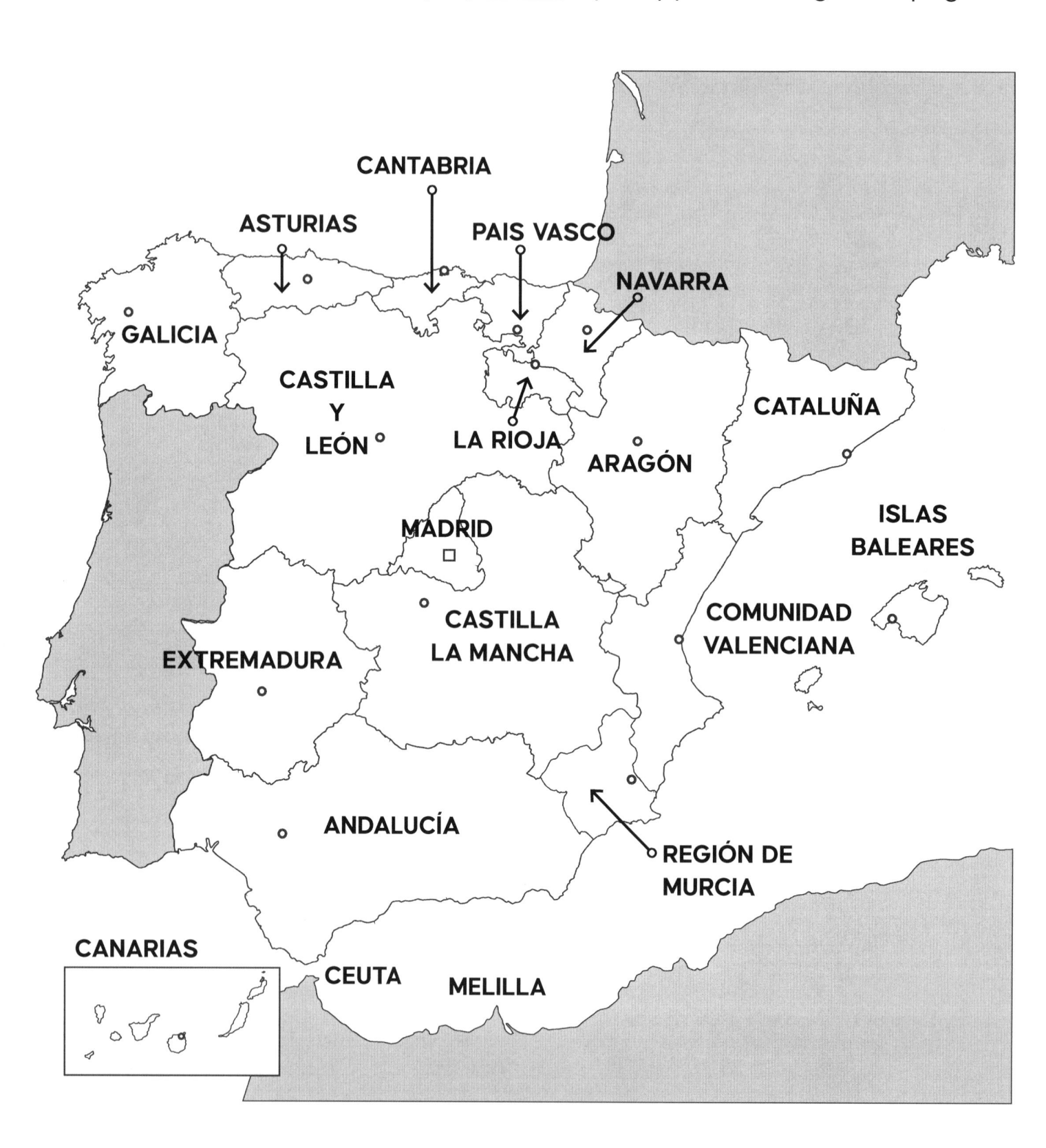

# Orientación con brújula (1)

Mira el siguiente mapa de las **comunidades autónomas en España.**
Intenta **memorizar lo máximo que puedas,** tápalo y pasa a la siguiente página.

- CANTABRIA
- ASTURIAS
- PAIS VASCO
- NAVARRA
- GALICIA
- CASTILLA Y LEÓN
- LA RIOJA
- ARAGÓN
- CATALUÑA
- MADRID
- ISLAS BALEARES
- CASTILLA LA MANCHA
- COMUNIDAD VALENCIANA
- EXTREMADURA
- ANDALUCÍA
- REGIÓN DE MURCIA
- CANARIAS
- CEUTA
- MELILLA

# Orientación con brújula (2)

Mirando la **posición de los puntos cardinales** de la brújula, **completa las siguientes frases** sobre las comunidades. La Primera es un ejemplo.

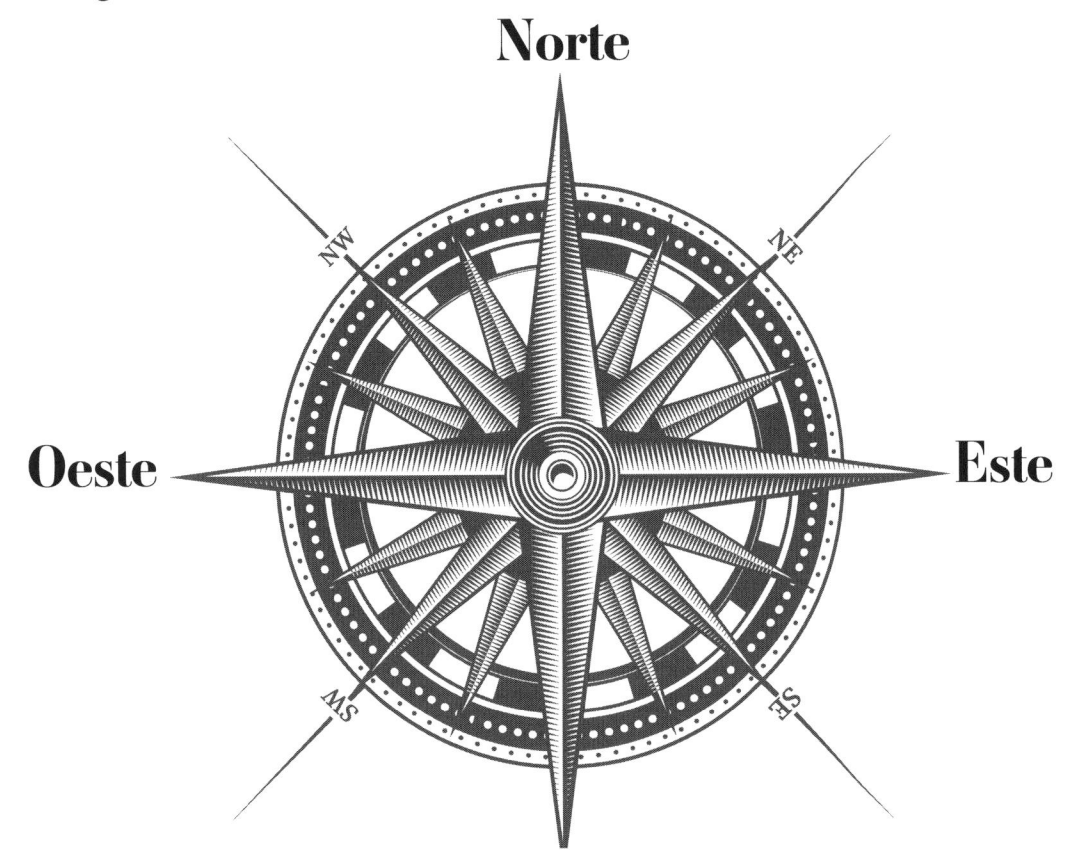

**Norte**

**Oeste**　　　　　　　　　　　　**Este**

　　　　　　　　　　　　　　　　　　　　　　↓ Verdadero　↓ Falso

Cataluña está al **ESTE** de Aragón.　　　　　Madrid está al **SUR** del Pais Vasco. ☑ ☐

Extremadura al _____ de Navarra.　　　Navarra esta al **NORTE** de Melilla. ☐ ☐

Baleares estás al _____ de Galicia.　　　Andalucía está al **SUR** de Galicia. ☐ ☐

Castilla León al _____ de Asturias.　　　Galicia esta al **OESTE** de Asturias. ☐ ☐

Aragón está al _____ de Navarra.　　　Aragón esta al **ESTE** de Baleares. ☐ ☐

País Vasco al _____ Andalucía.　　　　Extremadura al **SUR** de Madrid. ☐ ☐

Andalucía al _____ de Cantabria.　　　Andalucía al **NORTE** de Cantabria. ☐ ☐

Cantabria al _____ de Cataluña.　　　Canarias esta al **ESTE** de Valencia. ☐ ☐

Positiva Mente - Vol. 01　　　Solución página 134　　　Pag. 93

# La calidez del hogar

El hogar es uno de **los espacios mas importantes** en el transcurso de la vida.
"Una casa está hecha por paredes y vigas. **Un hogar por amor y cariño**"

Esta página es sobre nuestra casa. **Une las palabras con cosas comunes.**

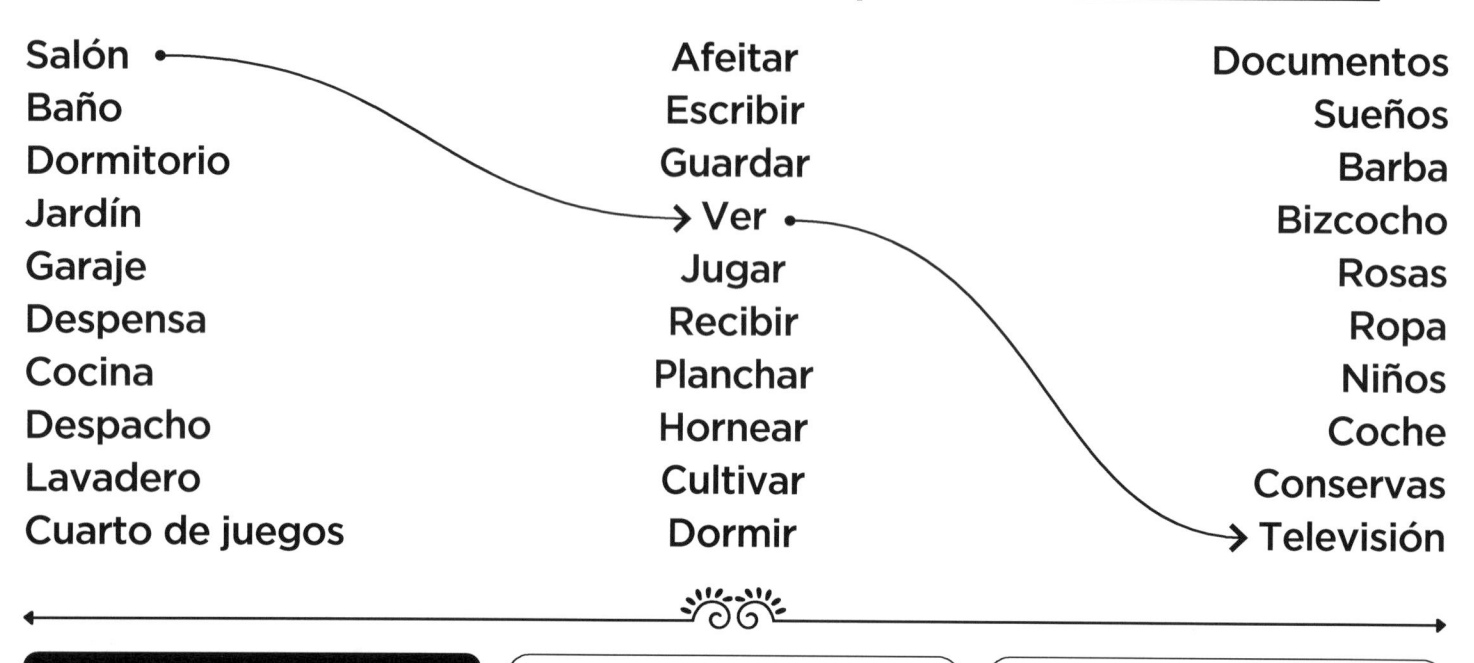

| | | |
|---|---|---|
| Salón | Afeitar | Documentos |
| Baño | Escribir | Sueños |
| Dormitorio | Guardar | Barba |
| Jardín | Ver | Bizcocho |
| Garaje | Jugar | Rosas |
| Despensa | Recibir | Ropa |
| Cocina | Planchar | Niños |
| Despacho | Hornear | Coche |
| Lavadero | Cultivar | Conservas |
| Cuarto de juegos | Dormir | Televisión |

## Vamos a reformar tu casa

**Imagina:** un familiar acaba de terminar la carrera de arquitectura y le vas a encargar la reforma de tu casa.

Hay que pensar en las habitaciones que quieres reformar y las cosas que te gustaría cambiar.

¿Donde está tu casa? ⬇

¿Crees que hay que pintar alguna estancia?

☐ Sí    ☐ No

Color de tu pintura ⬇

Habitaciones que te gustaría reformar:

Cosas para arreglar en cada habitación:

Pag. 94 — Solución página 135 — Positiva Mente - Vol. 01

# La rudeza de los piratas

Si un pirata **rompía el código por el que se regían**, recibía una hoja en blanco con una gota de tinta. Significaba que **sería asesinado si no salía del barco**.

```
E O Y R F X D A L U J U R B Z F U P Y X
N S R M M T F L K E V V P W B E N D S D
G E P A T N M L Q E B I E S I K C B S N
I M Z A B D E A X L M X R Q S Z L B Y K
Q V Q E D R F T B U G B S G C F J I D K
E J B D M A A A L O B C A R V R C K L O
O B A Y D Z Q B Y A N A Z G E L L M V C
M J R X A E T L N S Z M L N S G L B F Y
J C R O J D H D O G B M D S V V E O B G
N T I C U U E P A R C H E J I A F M T A
B C L C D R F I S W A B C D N F U E Y S
Y S Q O A T F A O J L H T S G U S X I W
C Y D C H T D U E H A I D U H O R U Z B
B U C A N E R O J F V L S B R G O X M N
V I K I N H E I D B E W C O K R R D C T
U O D O Y U F E Z A R Q Y S R K I Y B B
U P M S Y N L P R H A T K J J N I T O M
```

- ☐ BANDERA
- ☐ BÁRBARO
- ☐ BARRIL
- ☐ BATALLA
- ☐ BRUJULA
- ☐ BUCANERO
- ☐ CALAVERA
- ☐ CICATRIZ
- ☐ ESPADA
- ☐ ISLA
- ☐ MONEDAS
- ☐ MOTÍN
- ☐ PARCHE
- ☐ RUDEZA
- ☐ TESORO

Solución página 119

# La carrera espacial

La primera persona en visitar el espacio fue Y. Gagarin en Abril de 1962.
Sus primeras palabras desde la nave fueron: **"¡ La Tierra es azul !"**

Intenta escribir el mayor número de palabras **fijándote en el título.**
Fíjate en los ejemplos que ya están rellenados.

| Palabras con **ES** | Palabras con **PA** | Palabras con **SI** |
|---|---|---|
| ESMERALDA | PACIENCIA | SIDERURGIA |
| ESQUIMAL | PALOMA | SIMPLE |

Fíjate bien en **EL ASTRONAUTA** de la izquierda y **reproduce lo en la cuadrícula.**

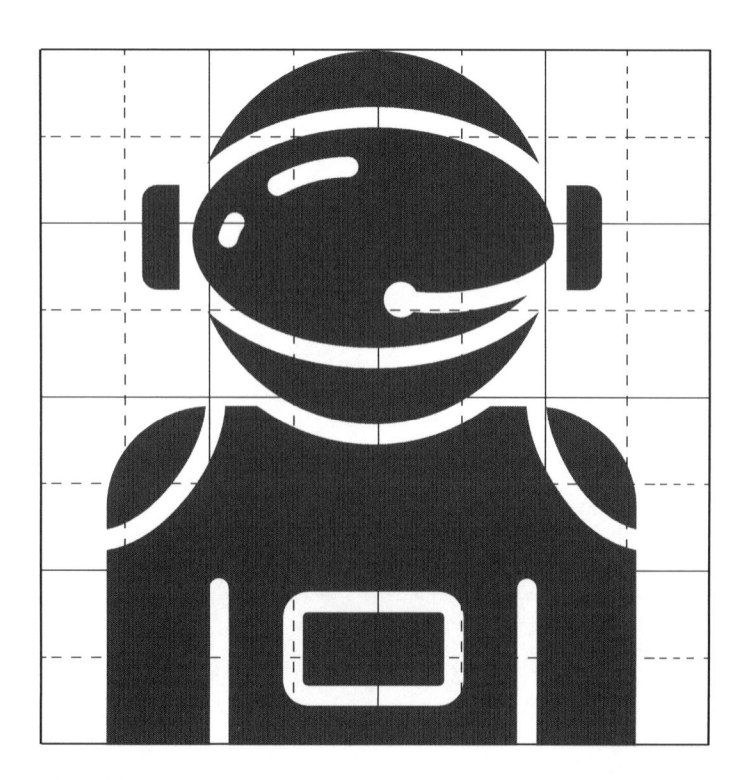

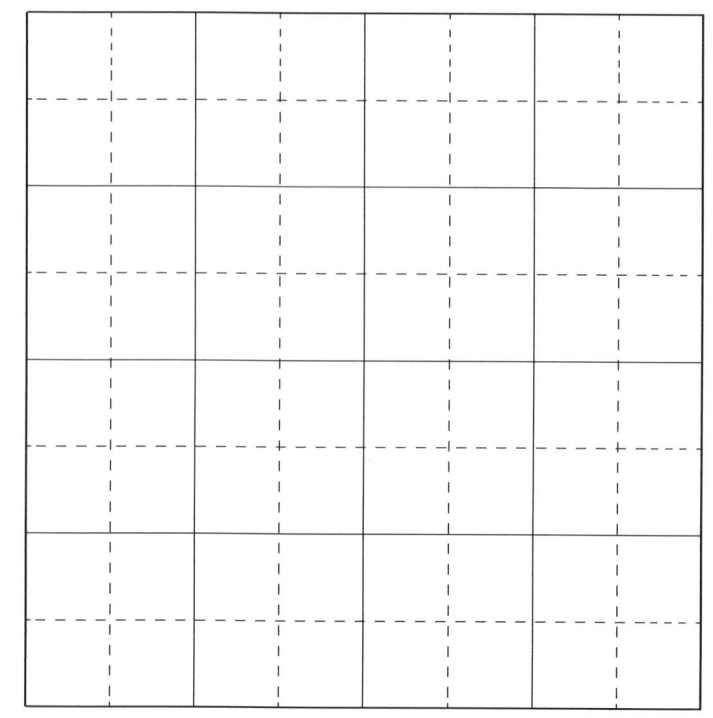

# Mariposas tri-color

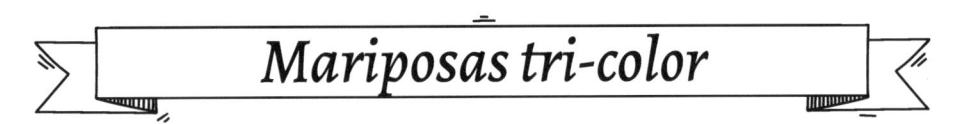

Lo que más nos gusta de las mariposas son sus colores exuberantes.

**Pero, ¿Sabías que las mariposas sólo distinguen el rojo, el verde y el amarillo?**

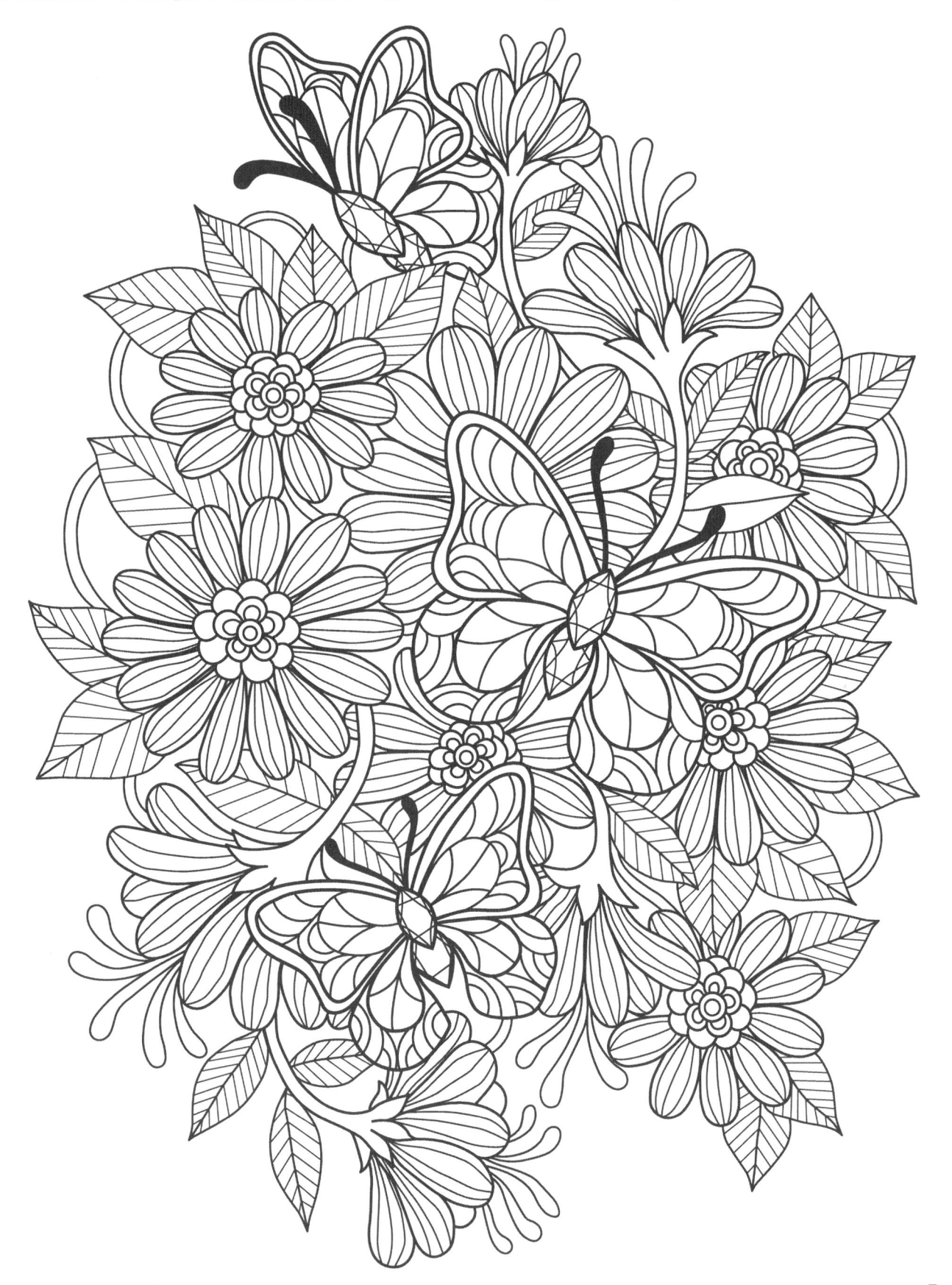

## Dos páginas sobre el futuro

Una página para reflexionar sobre el futuro.
**"El futuro pertenece a aquellos que creen en los sueños."** Eleanor Roosevelt

| AGUACATE | GUISANTES |
| NATACIÓN | RADIO |
| ZUMBIDO | BIBLIOTECA |
| SECRETARIO | TIBURÓN |

01  ¿Qué profesión había en la lista?  →

02  Una palabra que empieza por Z. ¿Cuál era?  →

03  Había un animal marino. ¿Recuerdas cuál?  →

04  ¿Qué electrodoméstico salía en la lista?  →

05  ¿Qué verdura había en la lista?  →

06  En la lista había una fruta. ¿Cuál era?  →

07  Se nombra un edificio en la lista. ¿Cuál?  →

08  ¿Que deporte salía en la lista?  →

---

Escribe **seis frases** que contengan las palabras: **FUTURO - CIUDAD**

Ejemplo: *En el futuro, está ciudad estará desierta.*

_____
_____
_____
_____

# Planes sobre el futuro

La mejor manera de que el futuro sea fantástico es inventarlo nosotros.
**"Recuerda el pasado. Vive el presente. Construye el futuro"** Liz Aragón

*Piensa siempre que el futuro comienza hoy, no mañana. Juan Pablo II*

*Piensa siempre que el futuro comienza hoy, no mañana. Juan Pablo II*

**Imagina los seis planes** que mas te gustaría hacer en el futuro.
Debajo, apunta la persona con la que te gustaría realizar esos planes.
**Colorea la bombilla.**

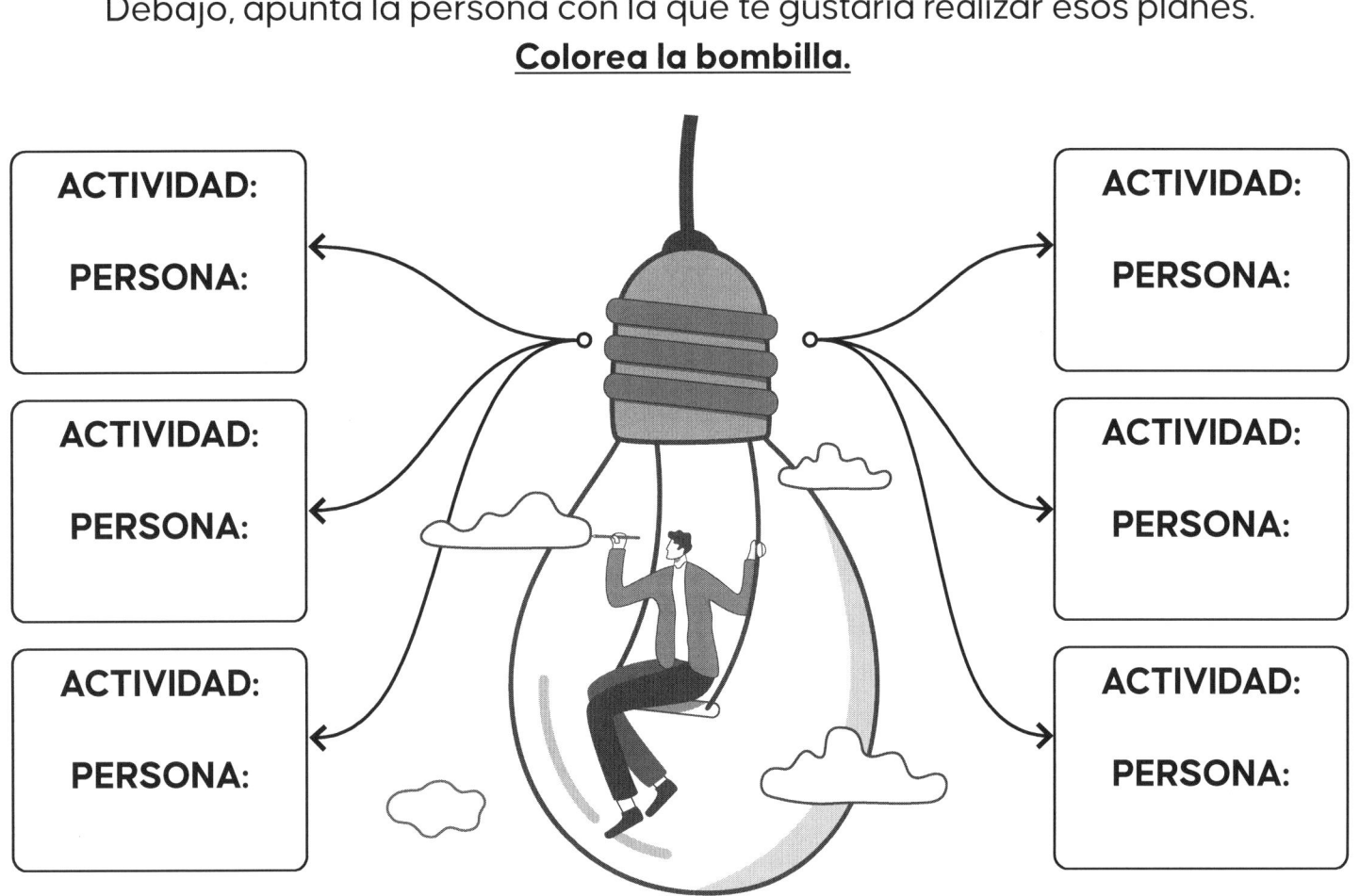

**ACTIVIDAD:**
**PERSONA:**

**ACTIVIDAD:**
**PERSONA:**

**ACTIVIDAD:**
**PERSONA:**

**ACTIVIDAD:**
**PERSONA:**

**ACTIVIDAD:**
**PERSONA:**

**ACTIVIDAD:**
**PERSONA:**

# Los faros nos guían

¿Sabías que la **Torre de Hércules** es el faro **más antiguo del mundo** y sigue en servicio en Galicia? Encuentra **las 8 diferencias** en el faro.

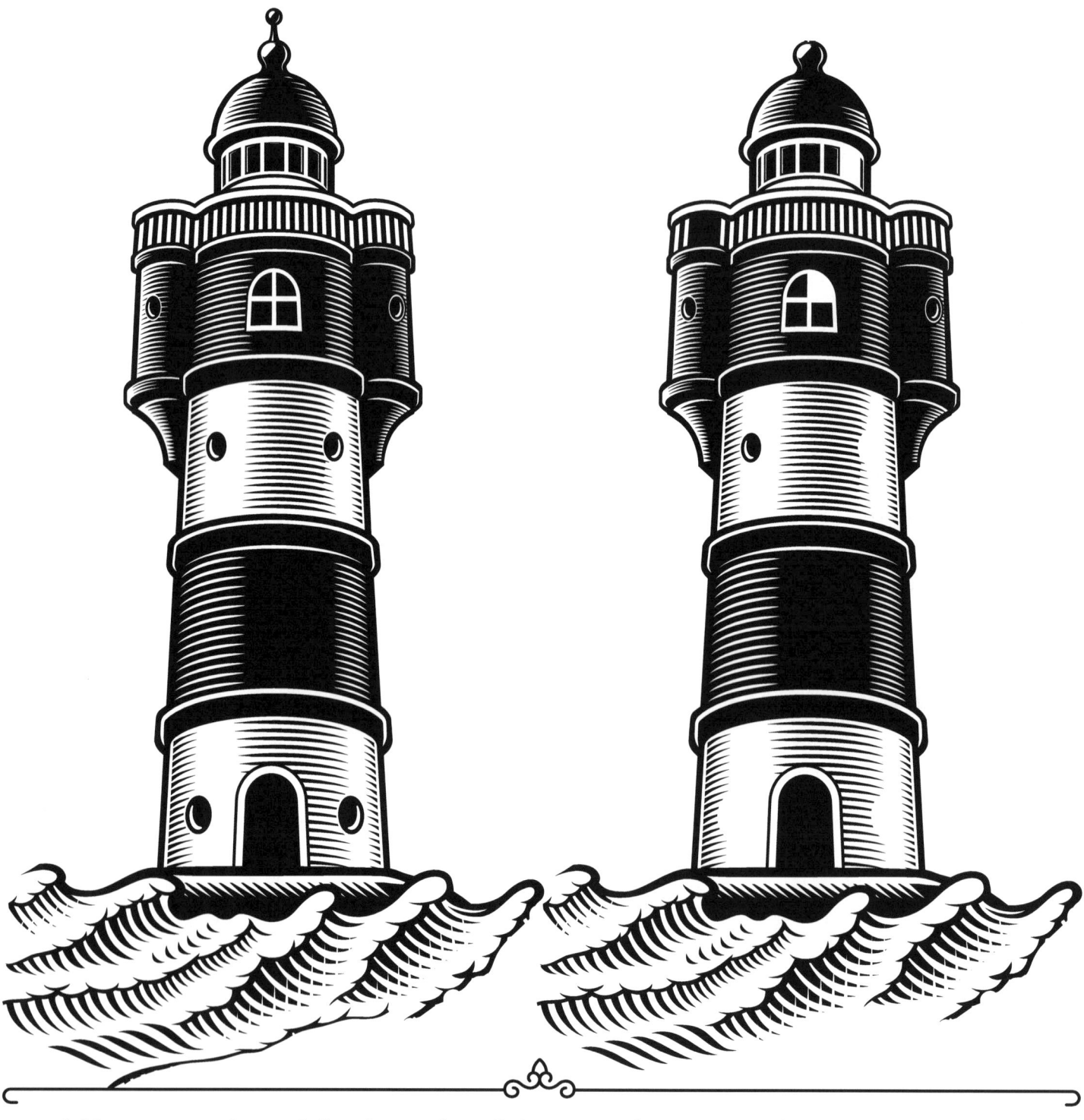

¿Alguna vez **has visitado un faro**? Apunta el nombre y lugar aquí debajo.

Nombre del faro ➡ _____

Lugar donde estaba ➡ _____

Solución página 135

# Refranes sobre mentira y verdad

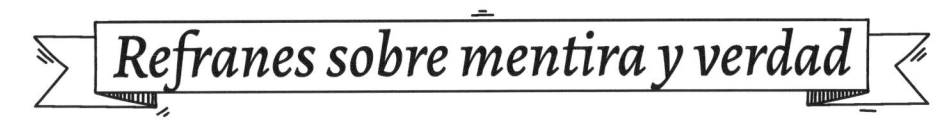

El refranero nos previene de como **discernir entre mentiras y verdades.**
También nos advierte que es mejor **ser prudentes con nuestras palabras.**

Conecta los principios de los refranes con el final adecuado.

| | |
|---|---|
| Cree el ladrón... | ... tiene dos caras. |
| A otro perro... | ... y al vino vino. |
| El que avisa... | ... que al cojo. |
| Tira la piedra... | ...oídos sordos. |
| De lo que veas... | ... hay un trecho. |
| Al pan pan... | ... poco mordedor. |
| Cuando el río suena... | ...que todos son de su condición. |
| Antes se coge al mentiroso... | ... no entran moscas. |
| En boca cerrada... | ... de sus palabras. |
| Por la boca... | ... agua lleva. |
| Cada uno es dueño... | ... muere el pez. |
| Perro ladrador... | ... con ese hueso. |
| Del dicho al hecho... | ... y esconde la mano. |
| Cada moneda... | ... ni la mitad te creas. |
| A palabras necias... | ... no es traidor. |

Escribe **un refrán popular**. Explica sus significado con tus palabras.

Refrán popular ➡ _____

Significado del refrán ➡ _____

Positiva Mente - Vol. 01

# El cuerpo humano

El color de pelo más común es el negro. El color que menos es el rojo. Sólo **un 1% de la población en el mundo es pelirroja.** Encuentra **partes del cuerpo humano.**

```
O X W K I B N J P V I X Y A Q D F U B N
S X B P Z K O C C P O N F H K U G A E C
K N K S I H M A E J P G A M Q E Z H R I
S P N H Y E U B N T W U A R Y O N G P P
T Z C P O I D E Y L J N S N I I E R N C
Q C Z W M P S Z S N O N B Q C Z D G A E
L E Q R K S N A A O V U X Q A P M A S G
M L L V L M B N J T S J O W D S A T U Y
O A N R V P F Y L E Z X O M E J O G A P
R P W N S F F Y N S R Y J P R M P R V C
J N U O R R H O M B R O T S A N A Z A H
X O J V R M M Y W V S P O G Z F W S T S
I O B A L L I D O R E K O L I B R A Z O
B U A C U U L J H M X X S D E L H A O D
X L P P E F D Y R Y L I R W G P I L H H
I D D T X J F H R O L J E W M D C Y V D
V F Q K D B C E K J G J F Y L R Q J S L
```

| ☐ BRAZO | ☐ HUESOS | ☐ PELO |
| ☐ CABEZA | ☐ MANO | ☐ PIE |
| ☐ CADERA | ☐ NARIZ | ☐ PULMONES |
| ☐ ESTOMAGO | ☐ OJOS | ☐ RODILLA |
| ☐ HOMBRO | ☐ OREJAS | ☐ SANGRE |

Solución a partir página 119

# El descubrimiento del cero

El número cero está considerado por haber sido **descubierto en la India.** Proviene de la palabra "sifir" que **significa "vacío"**

Solución página 142

# Matemáticas y laberinto

Resuelve el siguiente laberinto:

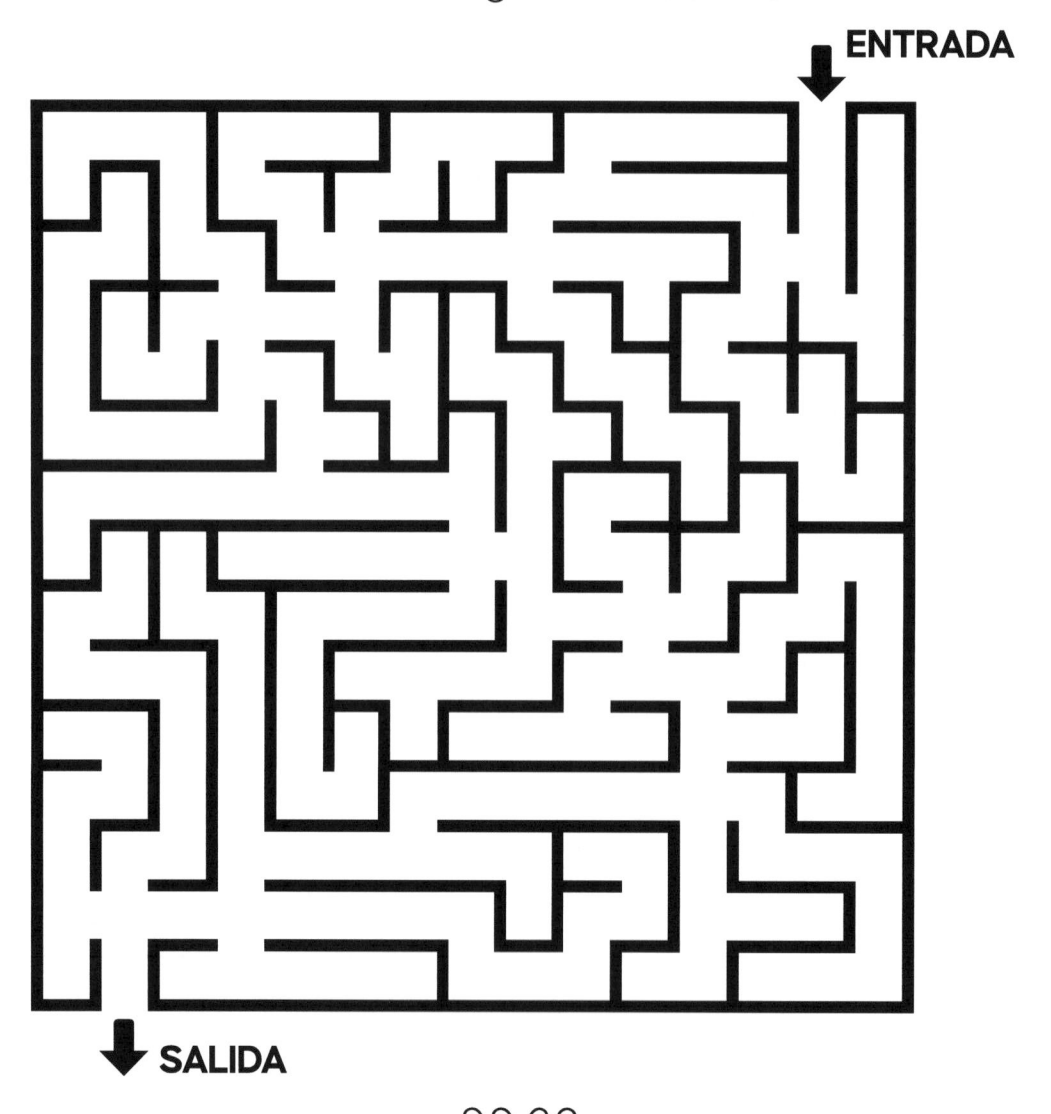

**ENTRADA**

**SALIDA**

Completa las siguientes **series matemáticas:**

375  345  315  285  255  225  → ?

15  30  60  120  240  480  →

13  26  39  52  65  78  →

729  243  81  27  9  3  →

Solución página 136 - 137

# ¡ Sonríe siempre !

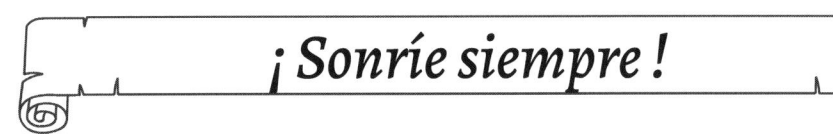

**Tres frases** para repasar y **para resaltar la importancia de sonreír más.**

Usa tu sonrisa para cambiar el mundo y no dejes que el mundo cambie tu sonrisa.

Todo merece la pena si te hace sonreír.

En cualquier lugar del mundo donde viajes todo la gente sonríe en un mismo idioma.

# Las partes de un barco

Los partes de un barco **tienen nombres con los que no estamos familiarizados.** Como son palabras extrañas, son ideales para hacer **un juego de memoria.**

Lee el texto y **fíjate en el dibujo**. Contesta a las preguntas **en la página siguiente.**

Las embarcaciones a vela se inventaron hace mas de **5.000 AÑOS.** Aprovechan **EL VIENTO** como fuerza para navegar. La parte delantera se llama **PROA**. La vela mas grande del barco se llama **VELA MAYOR**, y esta sujetada al palo mas alto situado en el centro. Este palo se denomina **PALO MAYOR.** Encima de la **VELA MAYOR** hay unas velas cuadradas llamadas **JUANETES.** En la parte trasera se sitúa el **TIMÓN**. El **TIMON** controla la dirección del barco. El **ANCLA** sirve para fijar la posición del barco en el mar. La parte transversal del ancla se llama **CEPO.**

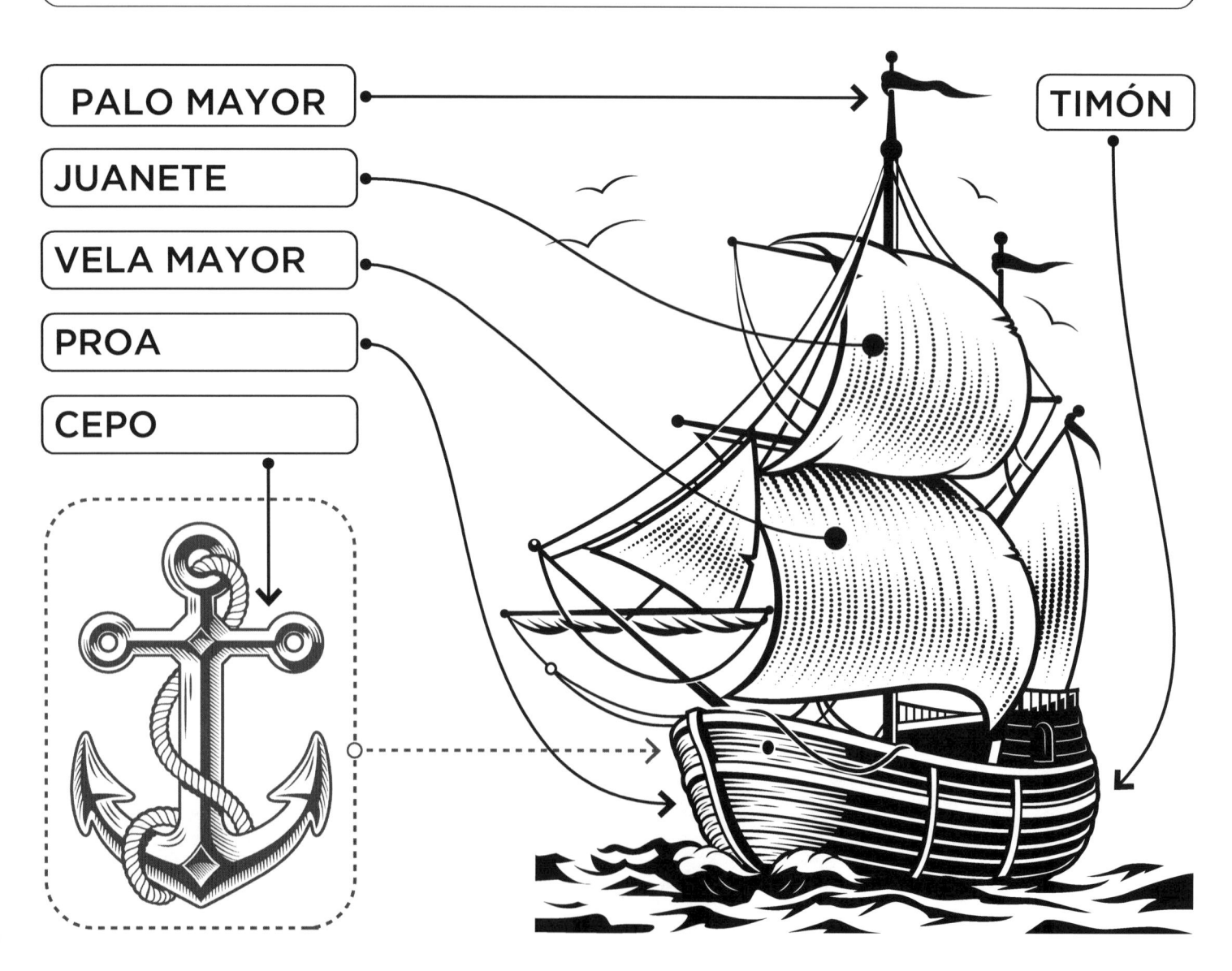

- PALO MAYOR
- JUANETE
- VELA MAYOR
- PROA
- CEPO
- TIMÓN

Pag. 106

Positiva Mente - Vol. 01

# Las partes de un barco (2)

Los partes de un barco **tienen nombres con los que no estamos familiarizados.**

¿Recuerdas cuando se inventaron los barcos? ➜ _____

¿Qué fuerza aprovechan los barcos para navegar? ➜ _____

¿Cómo se llama la vela mas grande del barco? ➜ _____

¿Recuerdas dónde se sujeta la vela mayor? ➜ _____

¿Cómo se llaman las velas pequeñas de encima? ➜ _____

¿Qué elemento sirve para fijar el barco en el mar? ➜ _____

¿Cómo se llama la parte transversal de un ancla? ➜ _____

¿Cómo se llama el elemento para dirigir el barco? ➜ _____

¿Cómo se llama la parte delantera de un barco? ➜ _____

---

La longitud total de un barco, de proa a popa, se llama **ESLORA.**

Intenta escribir el mayor número de palabras que **contengan "ES", LO y RA**
Fíjate en los ejemplos que ya están completados.

| Palabras con **ES** | Palabras con **LO** | Palabras con **RA** |
|---|---|---|
| ESPINACA | LOCUAZ | RATÓN |
| ESTERILLA | LOCO | RAPIDEZ |

Positiva Mente - Vol. 01

# Adivinanzas con dibujo

En esta página encontrarás **8 adivinanzas.**
Intenta encontrar la respuesta. Los dibujos de abajo **son pistas a las soluciones.**

01  Con un tercio de ese cabello, se fabrica un paño bello.

02  Tantas cabezas juntas, y no saben pensar, Cuidado dónde las pones, pues podrían explotar.

03  Da muchas vueltas sin moverse del lugar, Paticojo y muy paciente, Mal amigo al despertar.

04  En el cielo brinco y vuelo. Me encanta subir, flotar y lucir mi pelo.

05  Es la frustración vertical de un deseo horizontal.

06  Va al campo y no come, va al río y no bebe y con sonar se mantiene.

07  Dos hermanos son, uno va a misa y el otro no.

08  Nazco y muero sin cesar. Sigo, no obstante, existiendo. Y sin salir de mi lecho, me encuentro siempre corriendo.

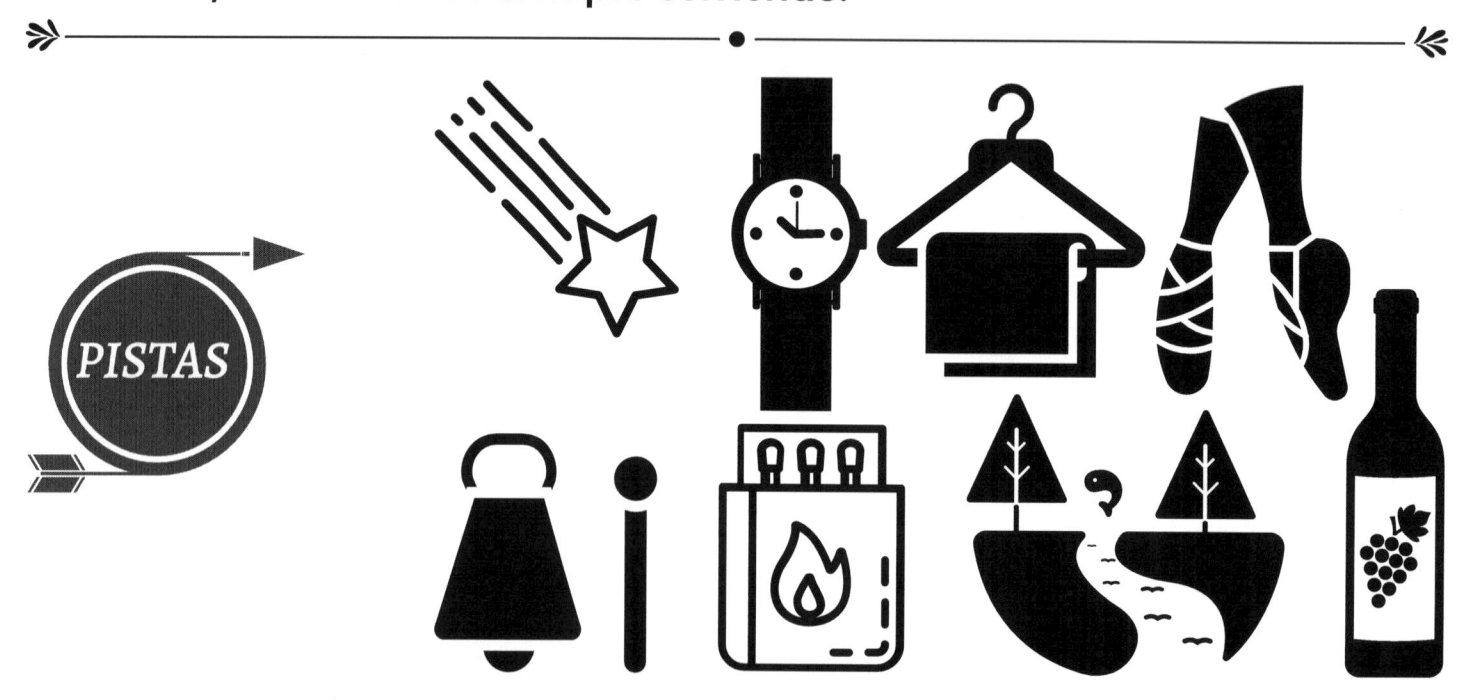

**PISTAS**

1. EL TERCIOPELO
2. LAS CERILLAS
3. EL RELOJ
4. UN COMETA
5. BAILAR
6. UN CENCERRO
7. EL VINO
8. EL RÍO

# Las figuras geométricas

Fíjate en el número de lados de cada figura.
Escribe **el nombre de cada figura geométrica** en la parte de abajo.

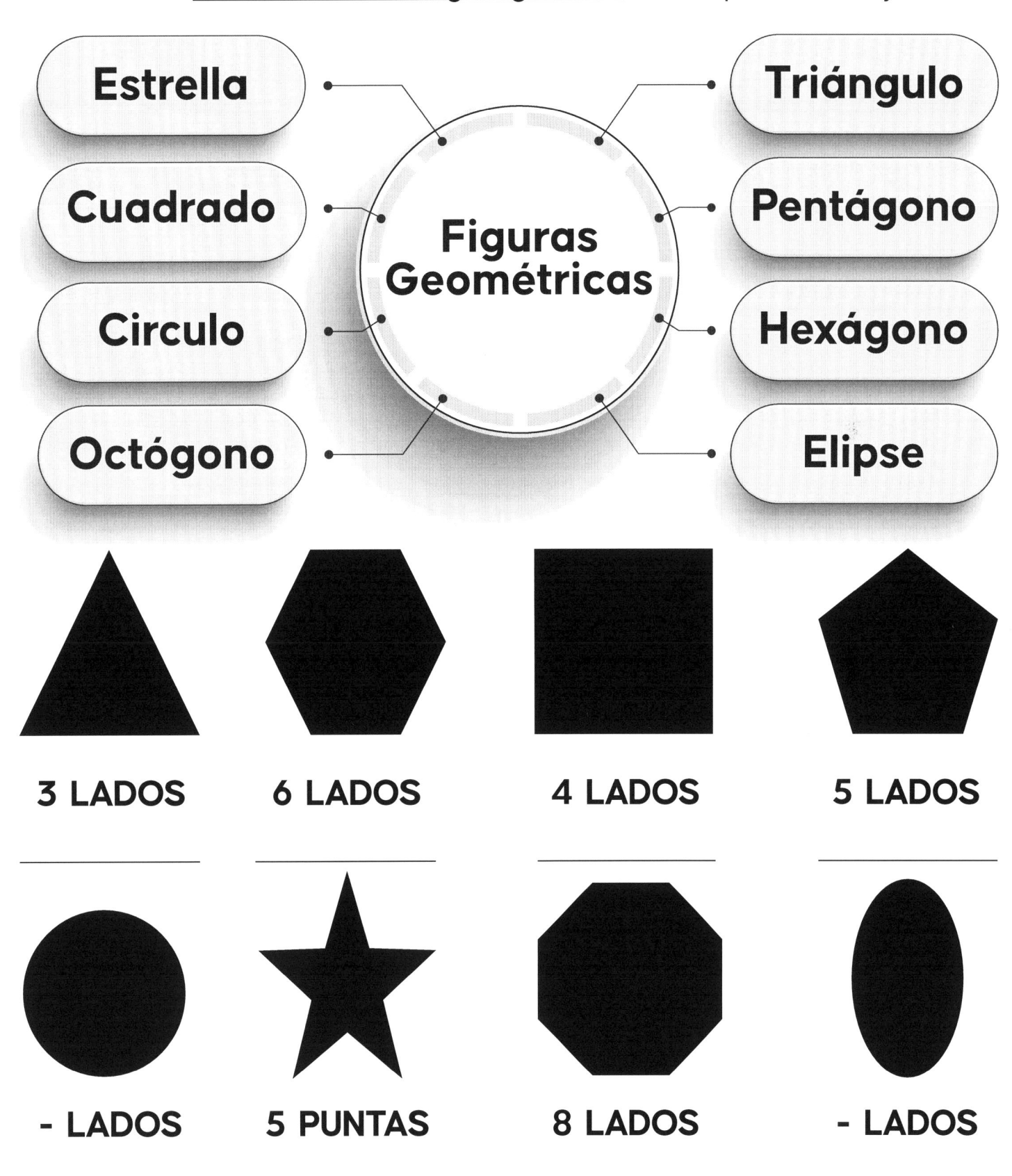

- Estrella
- Cuadrado
- Circulo
- Octógono

**Figuras Geométricas**

- Triángulo
- Pentágono
- Hexágono
- Elipse

3 LADOS    6 LADOS    4 LADOS    5 LADOS

- LADOS    5 PUNTAS    8 LADOS    - LADOS

# Las perlas de Oriente

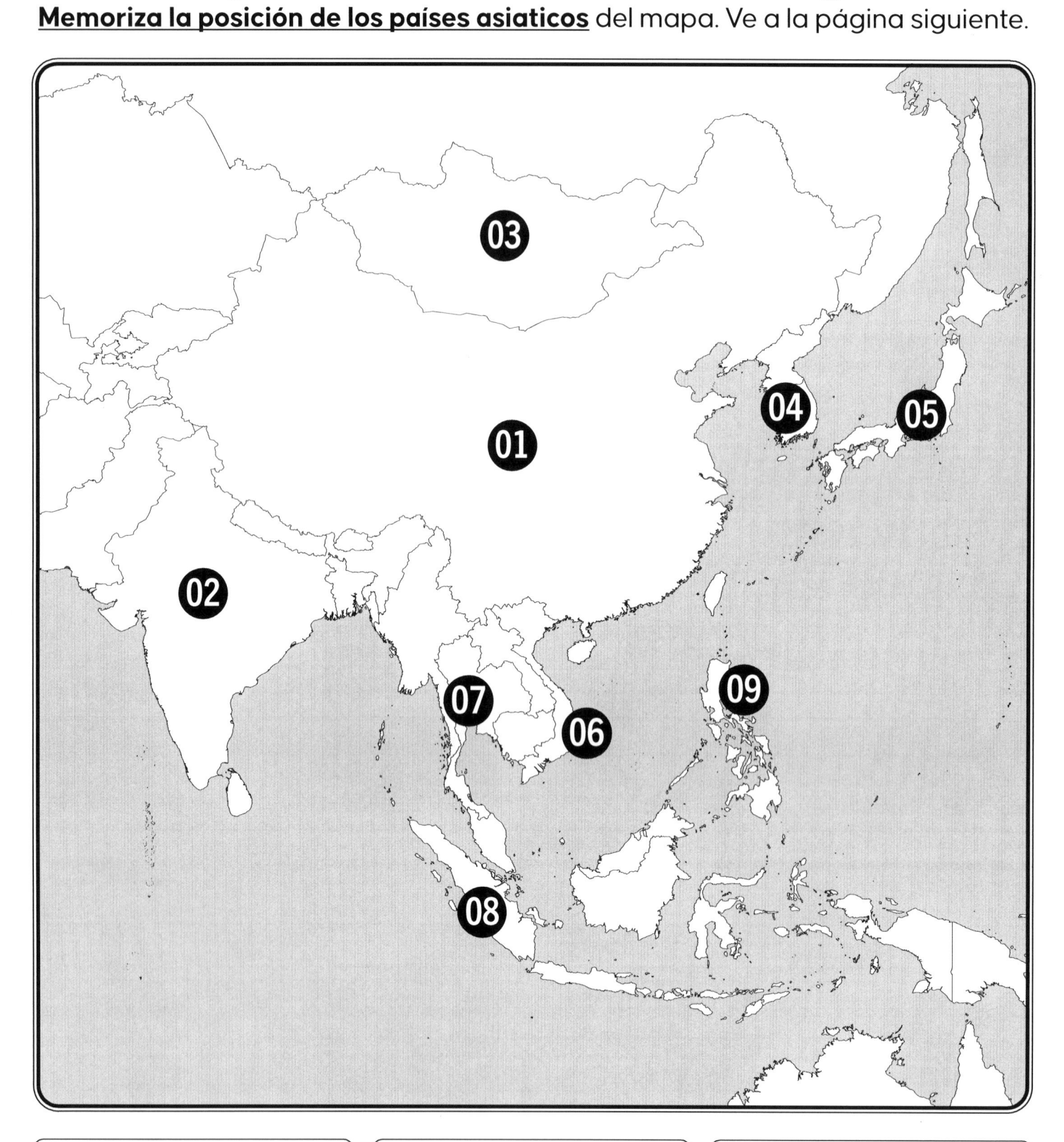

**Memoriza la posición de los países asiaticos** del mapa. Ve a la página siguiente.

| 01 → China    | 04 → Korea   | 07 → Tailandia |
| 02 → India    | 05 → Japón   | 08 → Indonesia |
| 03 → Mongolia | 06 → Vietnam | 09 → Filipinas |

# Las perlas de Oriente (2)

**Tapa la página anterior.** Recuerda donde está cada país y anota bajo el mapa.

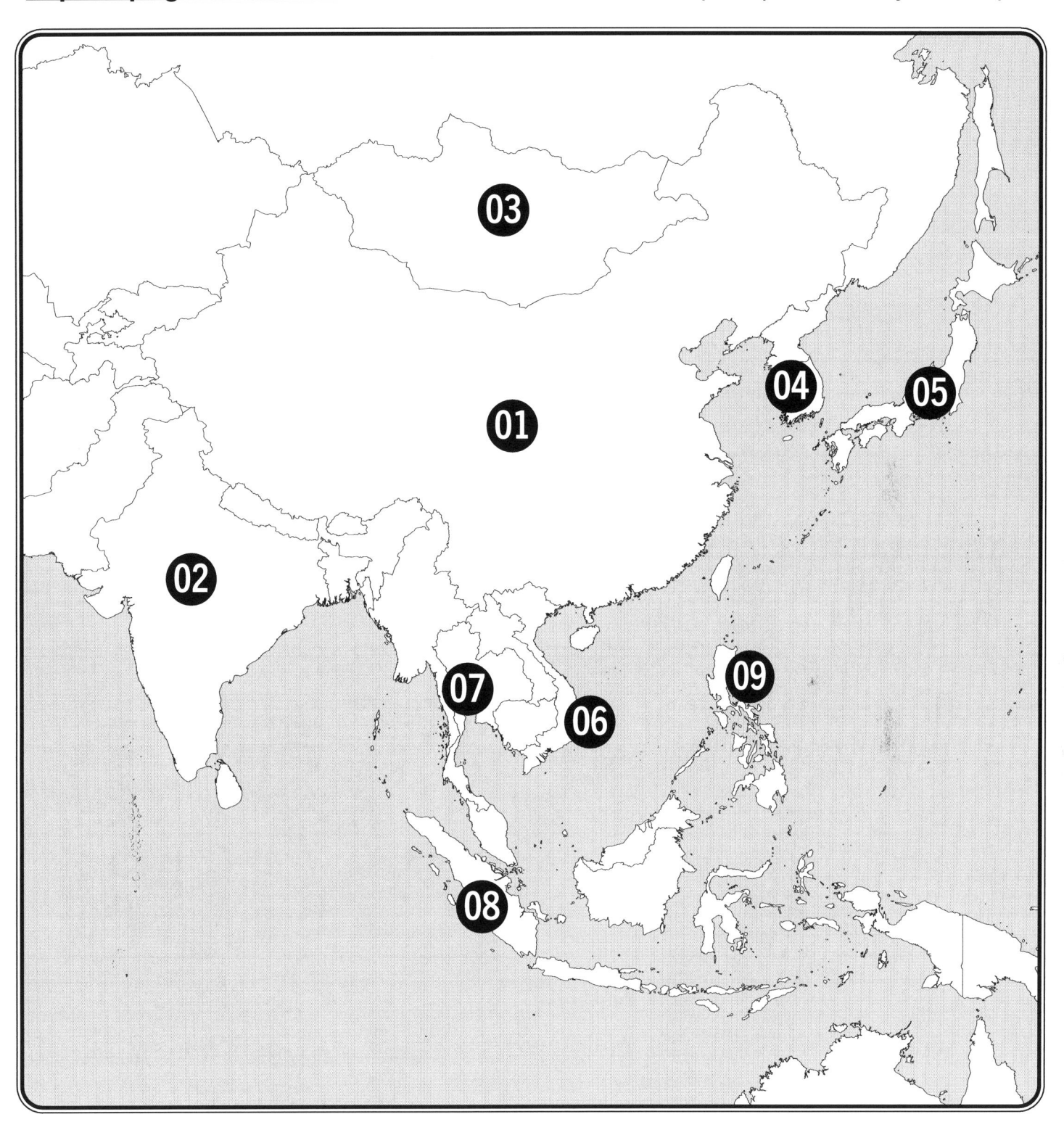

01 ➡
02 ➡
03 ➡

04 ➡
05 ➡
06 ➡

07 ➡
08 ➡
09 ➡

# Cartas enviadas por correo

Aunque parezca mentira, cada día se envían en España casi **15 millones de cartas y paquetes**. Encuentra las **15 palabras relacionadas con correos**.

```
P X E E V H Y G F R X T W E W W C J Z U
A O E U O E P H U C C U J N B P K V O N
O Q S N P B A V L T V R T V U E K F W O
F R P T T M Q C E C E R N C I V K S I R D
S I E C A R U L P F H K F A Z Z Y P T A
U E E T F L E B A N S O B R E U N N I C
Z J Y B R G T G P V S O O R G O V I V I
W T V X R A E T A Y W D A I Y U B J W F
F M M A E S C R I B I R S R F Z C X Q I
P L M J V C A X U T Z L G Y D Y T O I T
A A N O I C C E R I D Q C R A X L A R R
K P W G O E O A G K Q V A B P L H B B E
L I K S D I P N E T X E L S E I D D L C
I O B I C E R J O F G T N S V I Y T D C
C B O G R P X A S Z C H U N Z T Y V K C
O I A T Z S B D Z V U P K Q Y Z G F O R
V G T B E R S M H A W B K X P T M T C D
```

- ☐ BUZÓN
- ☐ CARTERO
- ☐ CERTIFICADO
- ☐ DIRECCIÓN
- ☐ ENTREGA
- ☐ ENVIAR
- ☐ ESCRIBIR
- ☐ PAPEL
- ☐ PAQUETE
- ☐ POSTAL
- ☐ RECIBO
- ☐ REPARTIDOR
- ☐ SELLO
- ☐ SOBRE
- ☐ TELEGRAMA

Solución página 119

# Una carta de gratitud

Los **ejercicios de gratitud** nos ayudan a rememorar lo que otros han hecho. Piensa en **la persona o personas a enviar la carta** y por qué estas agradecido.

**Esta carta es para...**

_____

**Estoy agradecido por...**

_____
_____
_____
_____
_____
_____
_____
_____
_____
_____
_____
_____
_____

**Firma:**

_____

# GRACIAS Y SOLUCIONES

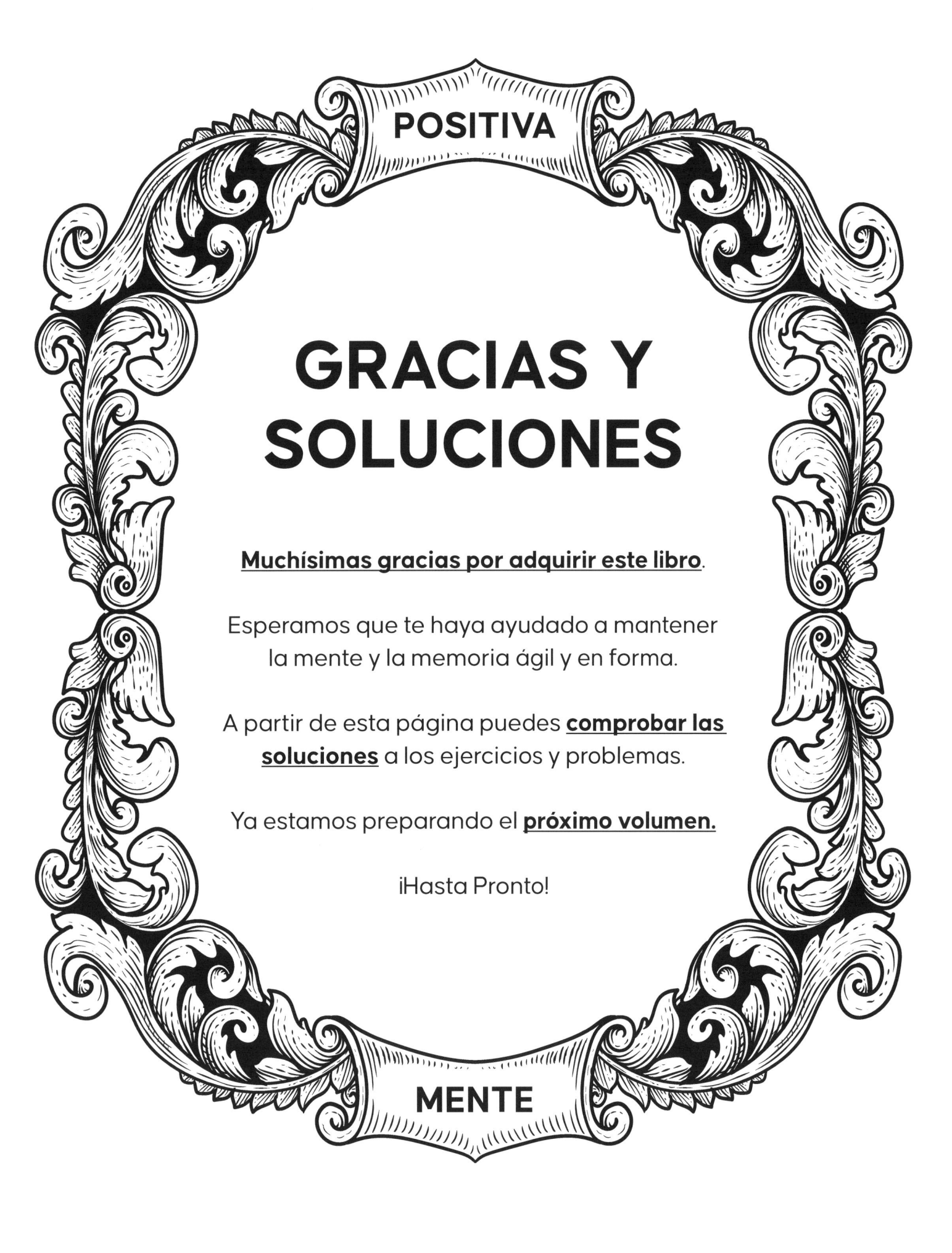

**Muchísimas gracias por adquirir este libro**.

Esperamos que te haya ayudado a mantener la mente y la memoria ágil y en forma.

A partir de esta página puedes **comprobar las soluciones** a los ejercicios y problemas.

Ya estamos preparando el **próximo volumen.**

¡Hasta Pronto!

## SOLUCIÓN PÁGINA 06

| | | |
|---|---|---|
| ALUMNOS | COMPAÑEROS | NOTAS |
| PROFESOR | RECREO | EXAMEN |
| ASIGNATURA | PATIO | AMIGOS |
| LAPIZ | MAESTRA | EDUCACION |
| MATEMATICAS | GIMNASIA | ESCUELA |
| PUPITRE | GOMA | SOBRESALIENTE |
| PIZARRA | BOLIGRAFO | SUSPENSO |
| CLASES | LIBROS | TAREA |

## SOLUCIÓN PÁGINA 08

- nube → 5
- tormenta → 5
- paraguas → 4
- copo de nieve → 11
- sol → 7
- termómetro → 4
- viento → 3

## SOLUCIÓN PÁGINA 10

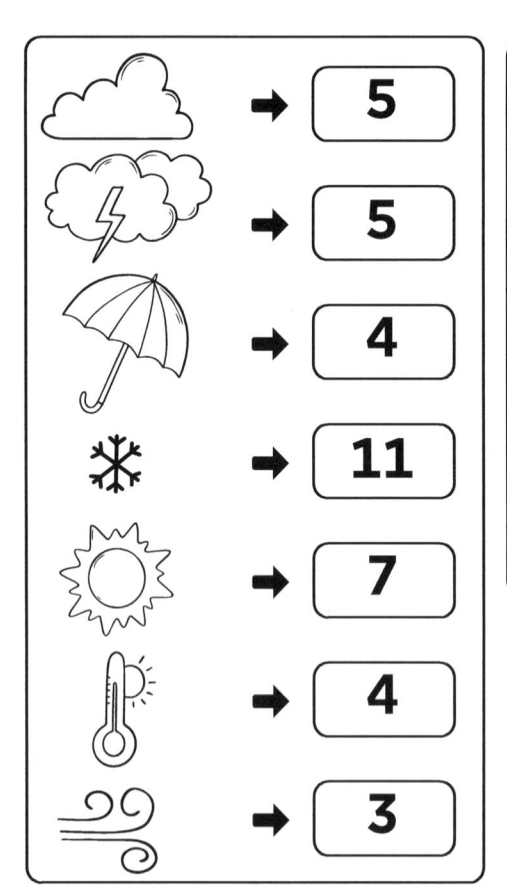

CEREZAS - FRUTA - ROJAS
SARTEN - NEGRA - FREIR
FRIGORIFICO - ELECTRODOMÉSTICO - FRÍO
HORNEAR - TÉCNICA - BIZCOCHO
LIMON - AMARILLO - ÁCIDO
ENSALADA - VERDE - LECHUGA
ESPAGUETI - ITALIA - PASTA
TE - INGLATERRA - INFUSIÓN
HUEVOS - GALLINA - YEMA
CALDO - POLLO - HUESOS

## SOLUCIÓN PÁGINA 13 →

## EMOCIONES

## MUNDO MARINO

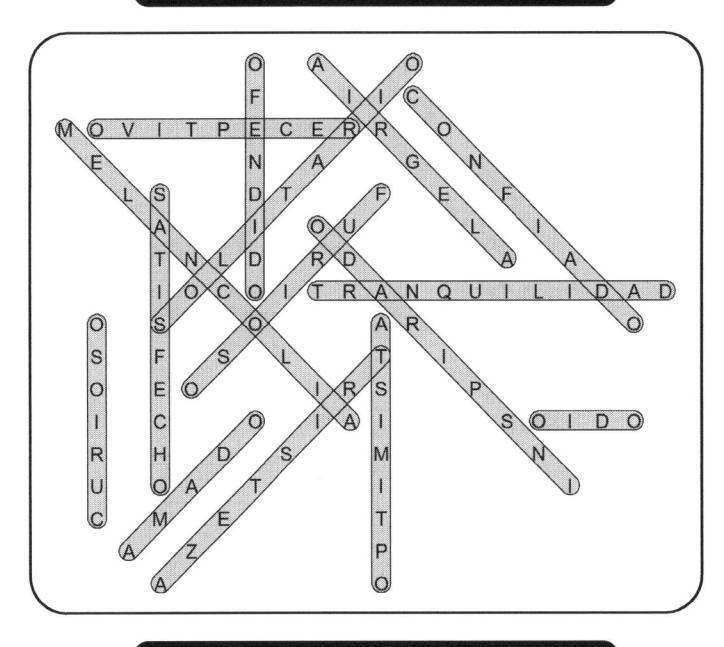

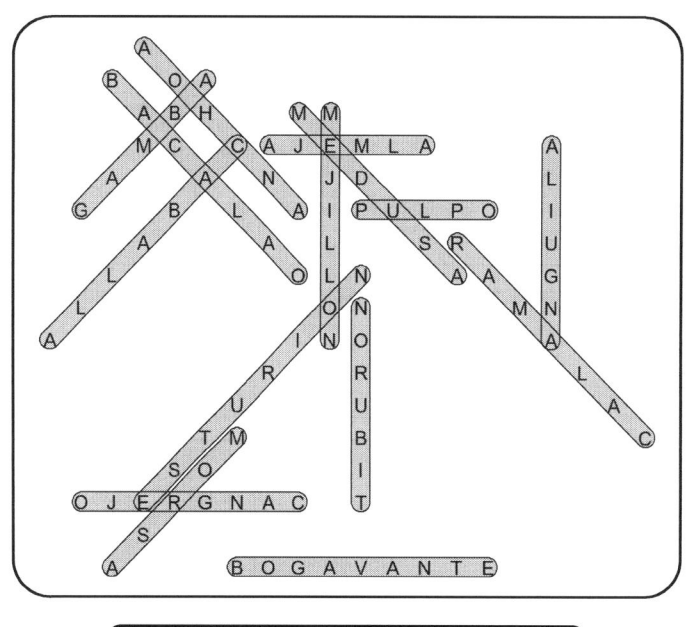

## HISTORIA-MURALLA CHINA

## RELIGIÓN - IGLESIA

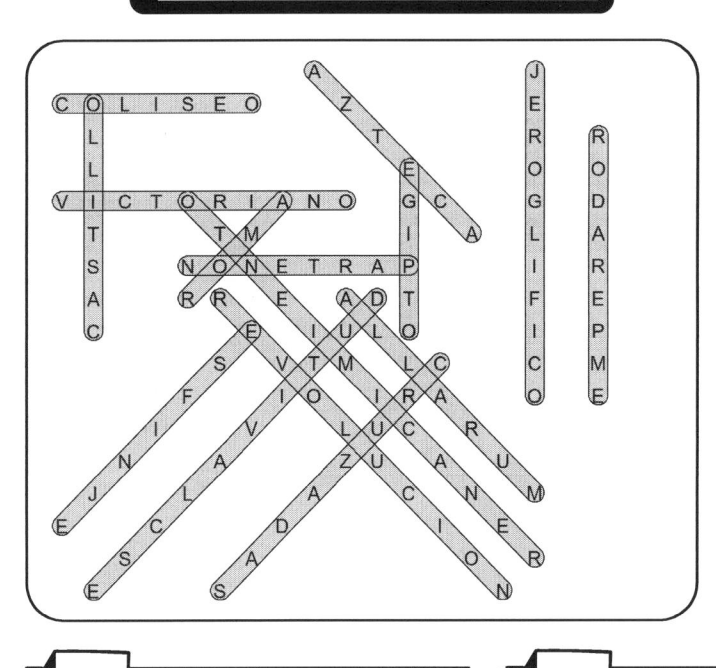

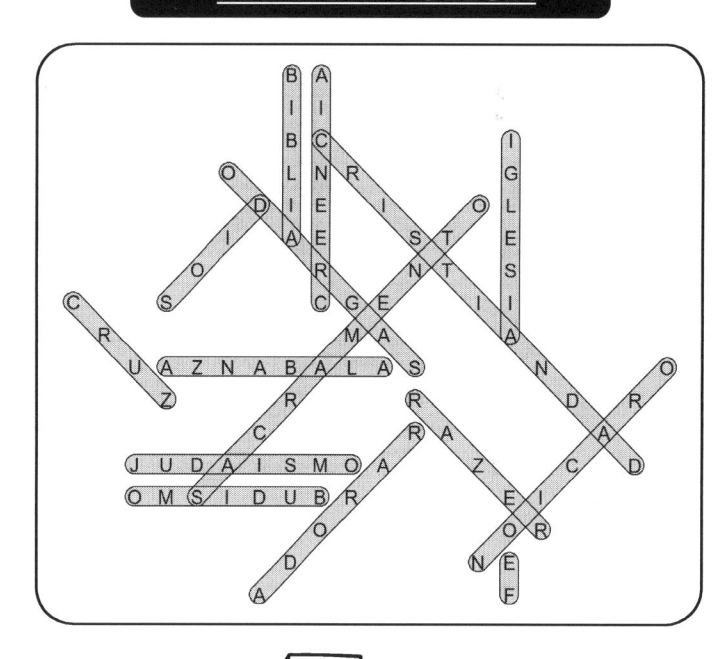

### Lista de Virtudes:

**ESPERANZA**
**PRUDENCIA**
**JUSTICIA**
**CARIDAD**
**GENEROSIDAD**
**HUMILDAD**
**TEMPLANZA**
**BONDAD**

### Lista de Vehículos:

**BARCO**
**TRANVÍA**
**GLOBO**
**MOTO**
**AVIÓN**
**TREN**
**BICICLETA**
**SUBMARINO**

### Lista de Frutos:

**LIMÓN**
**MELOCOTÓN**
**FRESAS**
**MANZANA**
**NUEZ**
**PAPAYA**
**PIÑA**
**PLÁTANOS**

## COCINA

## MOBILIARIO

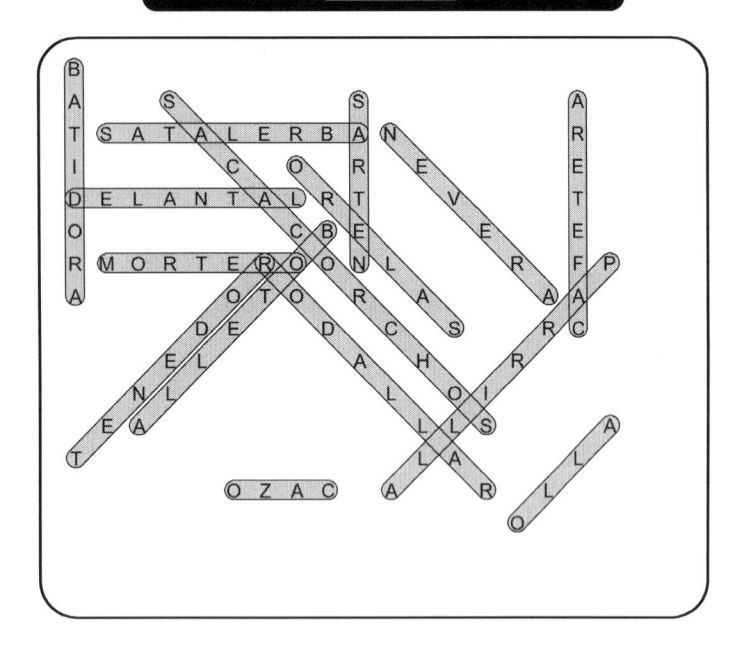

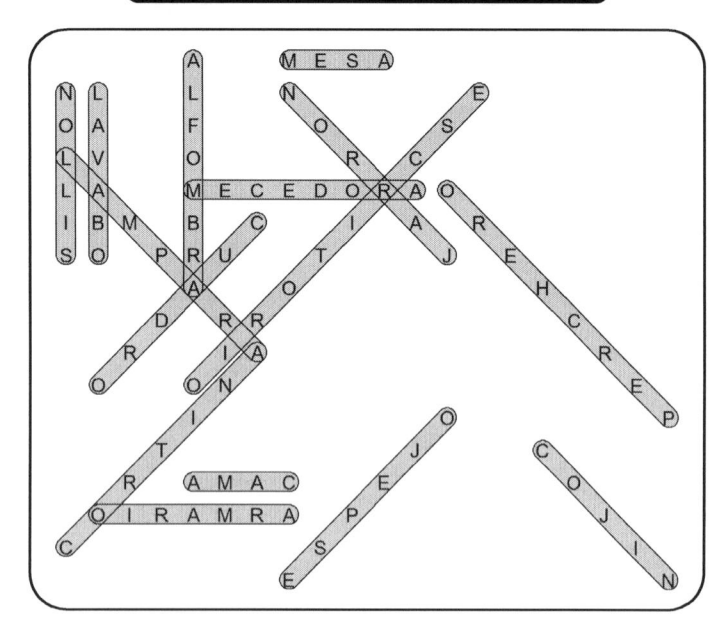

## JUSTICIA

## FLORES

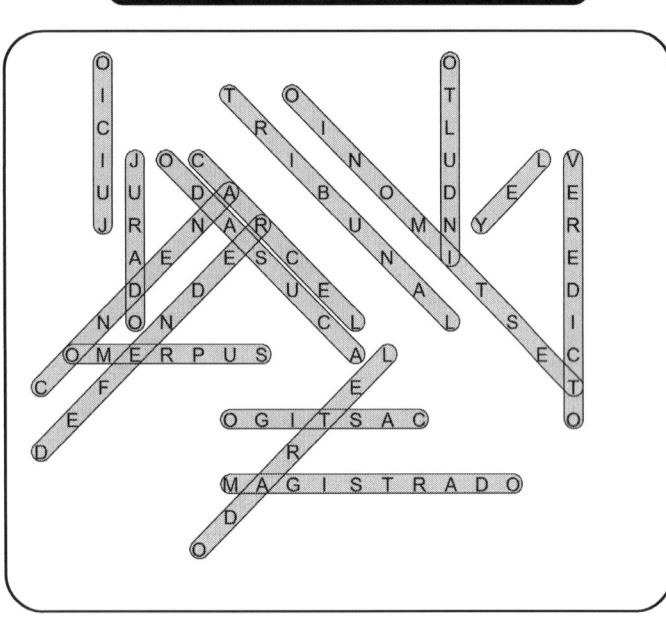

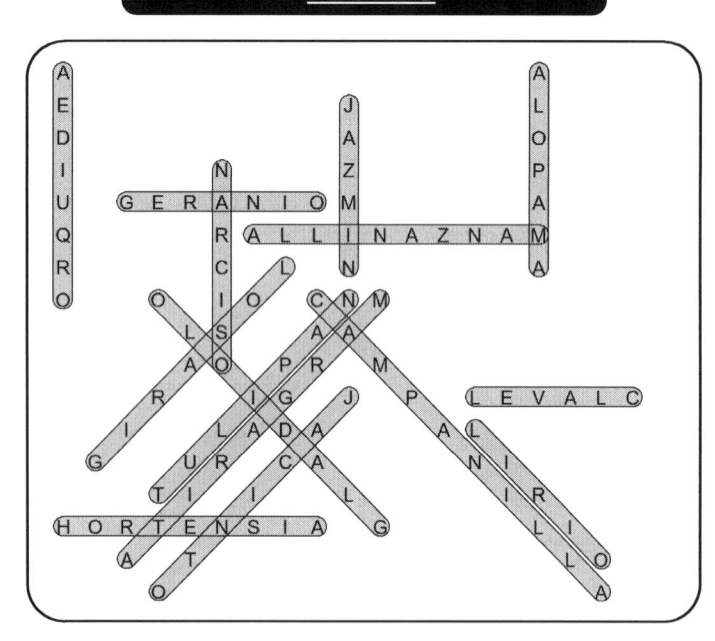

### SOLUCIÓN PÁGINA 14

```
   12        94        17        81        77        16        97
+  32     -  51     +  92     +  65     -  23     +  51     -  33
  ----     ----     -----     -----     ----     ----      ----
   44        43       109       146        54        67        64


  271        33       987       116        91       817       613
-  12     +345      -632      +521      +886      -141      +524
 ----    -----     -----     -----     -----     -----     -----
  259      378       355       637       977       676      1137
```

Pag. 118 — Positiva Mente - Vol. 01

## FAMILIA

## PIRATAS

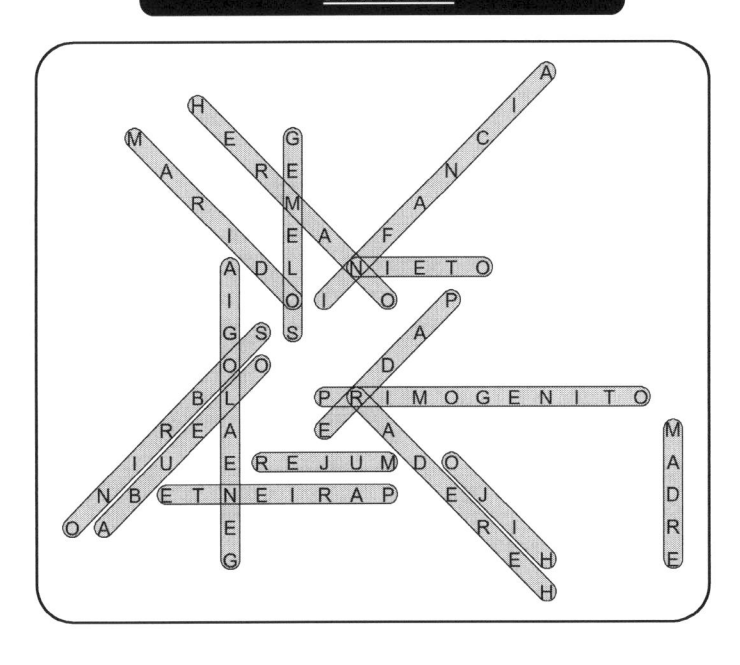

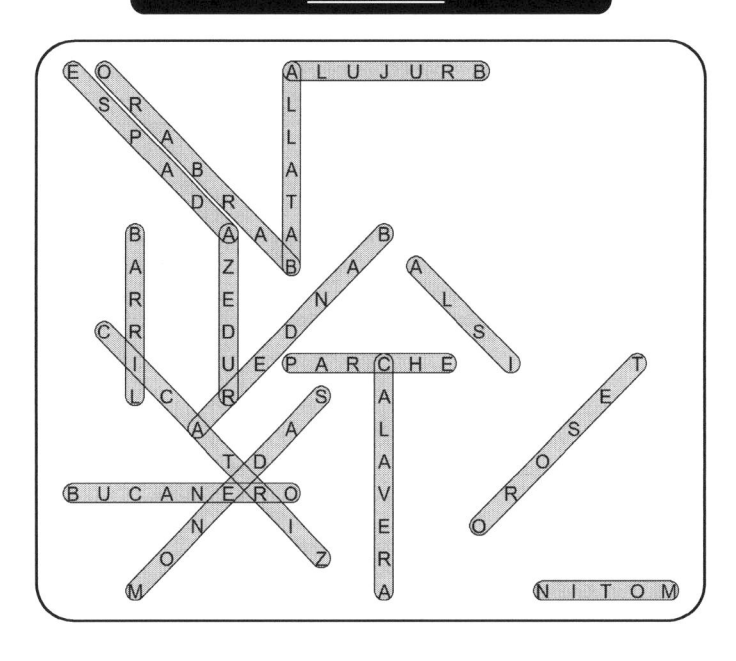

## CUERPO HUMANO

## CORREOS

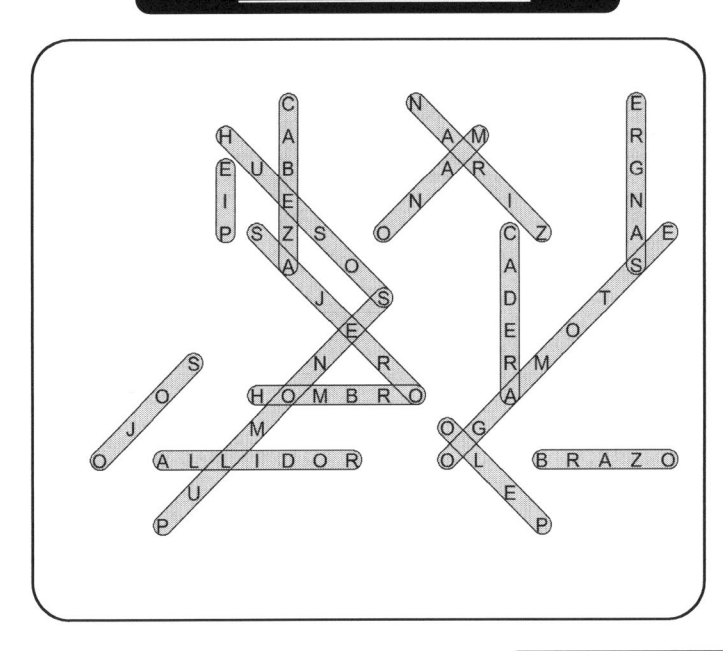

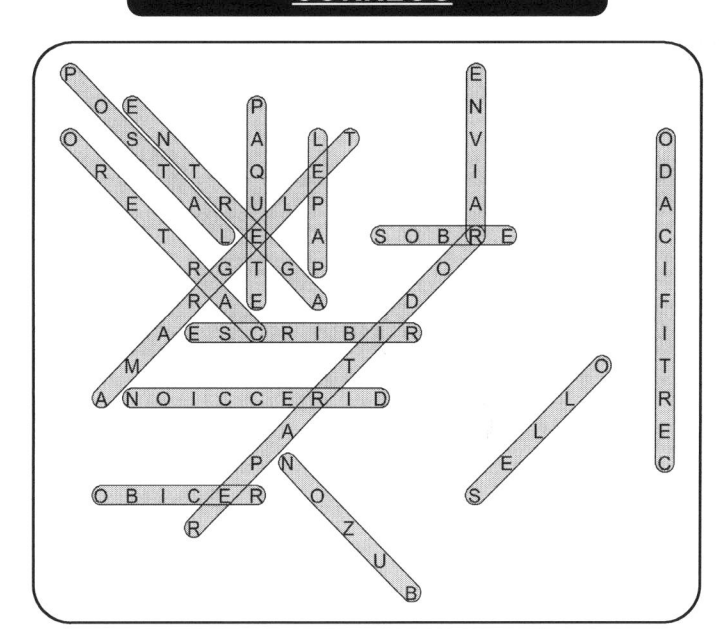

## SOLUCIÓN PÁGINA 14

| FILA A → | 100 | 80 | 60 | 40 |
| --- | --- | --- | --- | --- |
| FILA B → | 16 | 27 | 38 | 49 |
| FILA C → | 31 | 24 | 17 | 10 |

Positiva Mente - Vol. 01

## SOLUCIÓN PÁGINA 17

La excepción... → ... hace la regla.
Quién a hierro mata... → ... a hierro muere.
El poeta no nace... → ... se hace.
Lo cortés... → ... no quita lo valiente.
Mujer prevenida... → ... vale por dos.
Gallo que no canta... → ... algo tiene en la garganta.
Quién mucho duerme... → ... poco aprende.
Con la barriga vacía... → ... nadie muestra alegría.
Cría la fama... → ... y échate a dormir.
El que se excusa → ... se acusa.
Más vale tarde... → ... que nunca.
La intención es... → ... lo que cuenta.
La miel no está hecha para... → ... la boca del asno.
La avaricia... → ... rompe el saco.
Hacer leña... → ... del árbol caído.

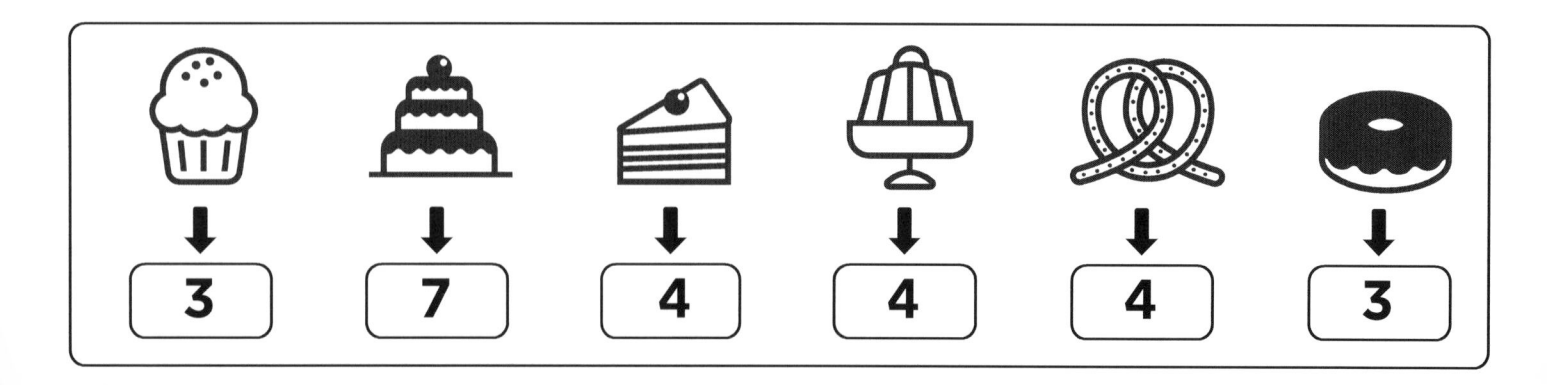

## SOLUCIÓN PÁGINA 20

| 3 | 7 | 4 | 4 | 4 | 3 |

## SOLUCIÓN PÁGINA 23

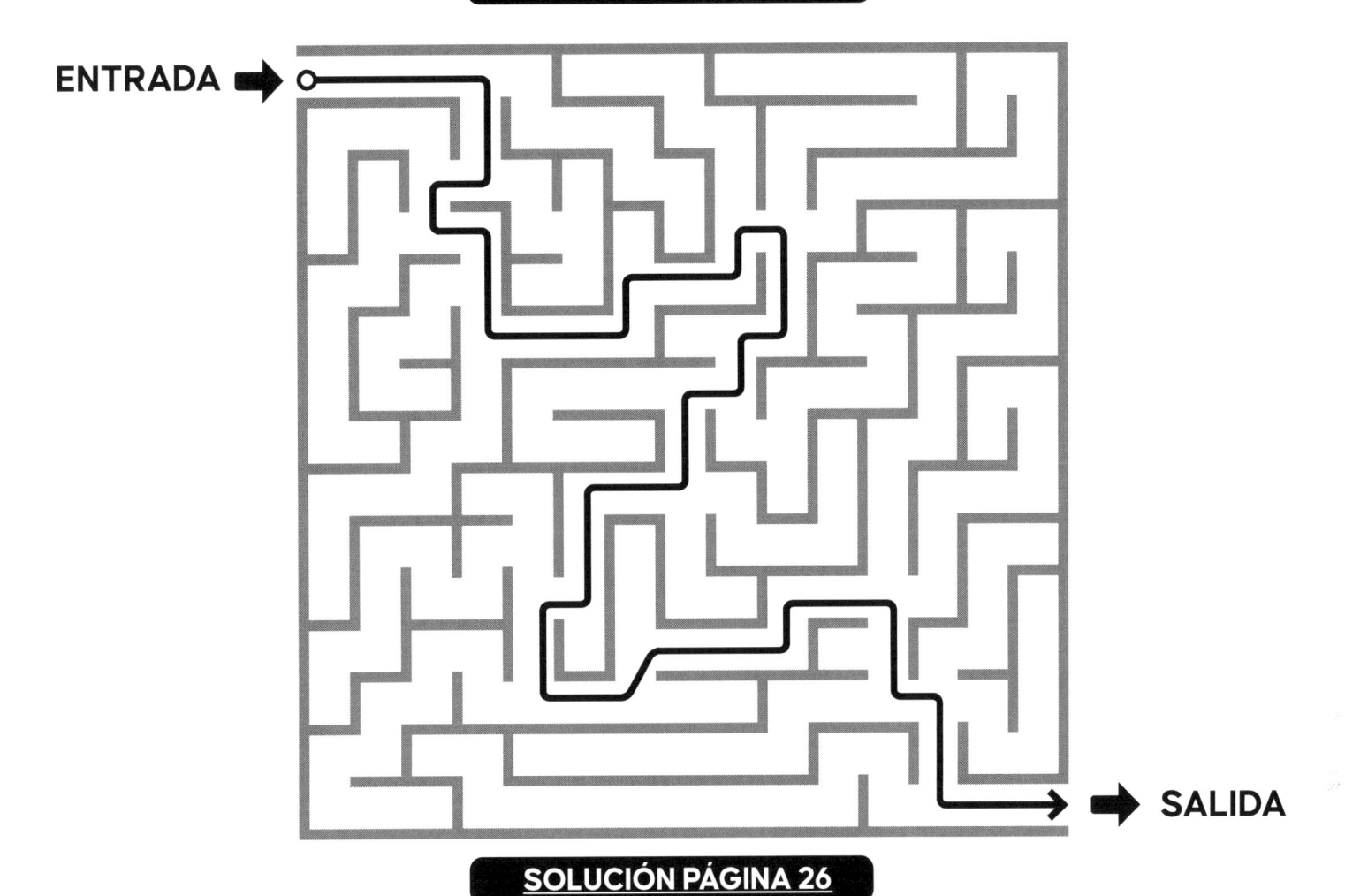

## SOLUCIÓN PÁGINA 26

| ROSA | CAMPANILLA | JAZMIN |
| --- | --- | --- |
| TULIPAN | HORTENSIA | LAVANA |
| MARGARITA | GLADIOLO | CRISANTEMO |
| CLAVEL | LIRIO | CALAS |
| NARCISO | GARDENIA | PETUIA |
| GIRASOL | PENSAMIENTO | VIOLETA |

## SOLUCIÓN PÁGINA 29

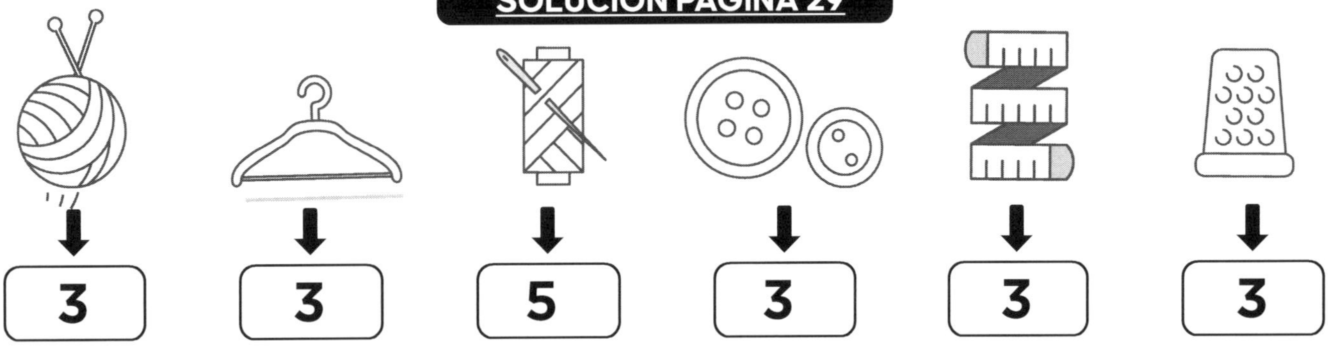

3    3    5    3    3    3

Positiva Mente - Vol. 01

## SOLUCIÓN PÁGINA 31

PAELLA → ARROZ → VALENCIA
ENSALADA → ACEITE → VINAGRE
MACARRONES → GRATINADOS → CON QUESO
PAN → CHAPATA → HARINA DE TRIGO
TORTILLA → PATATA → ESPAÑOLA
PISTO → VERDURAS → PIMIENTO
PALOMITAS → MAIZ → CINE
SOPA DE → PESCADO → CON GAMBA
GAZPACHO → TOMATE → ANDALUZ
FABADA → JUDÍAS → ASTURIANA

## SOLUCIÓN PÁGINA 32

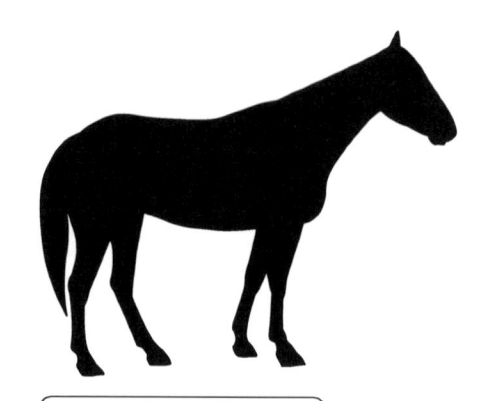

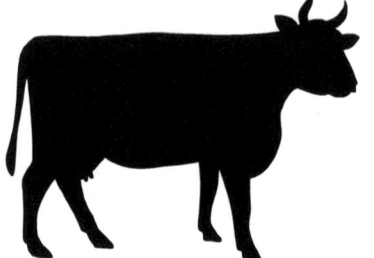

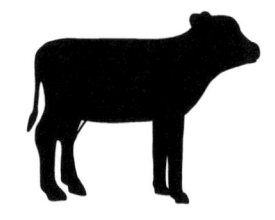

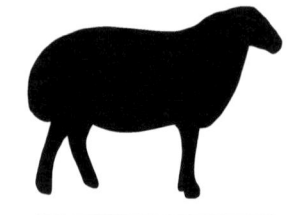

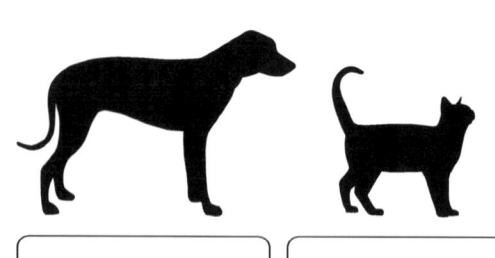

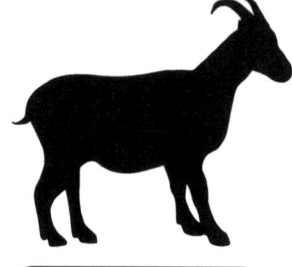

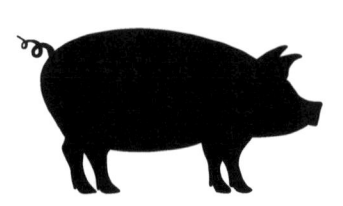

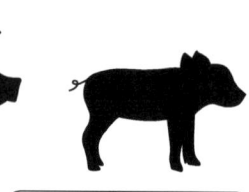

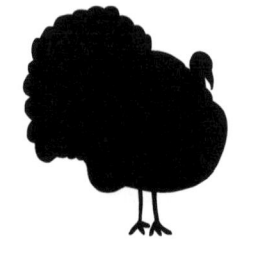

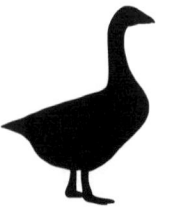

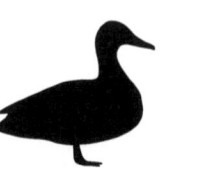

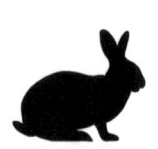

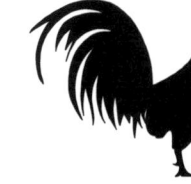

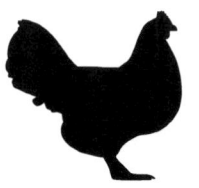

CABALLO — VACA — TERNERO — OVEJA

PERRO — GATO — CABRA — CERDO — LECHÓN

PAVO — OCA — PATO — CONEJO — GALLO — GALLINA

## SOLUCIÓN PÁGINA 33

- ☑ Alegre
- ☐ Pierna
- ☐ Chaqueta
- ☑ Delicioso
- ☐ Mover
- ☐ Huevo
- ☑ Liviano
- ☑ Salvaje
- ☐ Tierra

- ☐ Tranvía
- ☑ Contento
- ☑ Amarillo
- ☐ Intuición
- ☑ Amigable
- ☐ Correr
- ☑ Húmedo
- ☐ Pantalones
- ☑ Último

- ☐ Cafetera
- ☑ Punzante
- ☐ Prado
- ☑ Maloliente
- ☐ Fragancia
- ☑ Agradable
- ☑ Imposible
- ☐ Libro
- ☑ Impresionante

## SOLUCIÓN PÁGINA 33

**Verde**

SERPIENTE
MANZANA
BOSQUE
RANA
TREBOL
ESPINACAS
ENSALADA
TE

**Caliente - Caluroso**

DESIERTO
HORNO
FUEGO
SOL
SAUNA
VOLCÁN
SOPA
VERANO

**Tropical**

LORO
COCO
ECUADOR
TUCAN
MONO
PAPAYA
PIÑA
MARIPOSAS

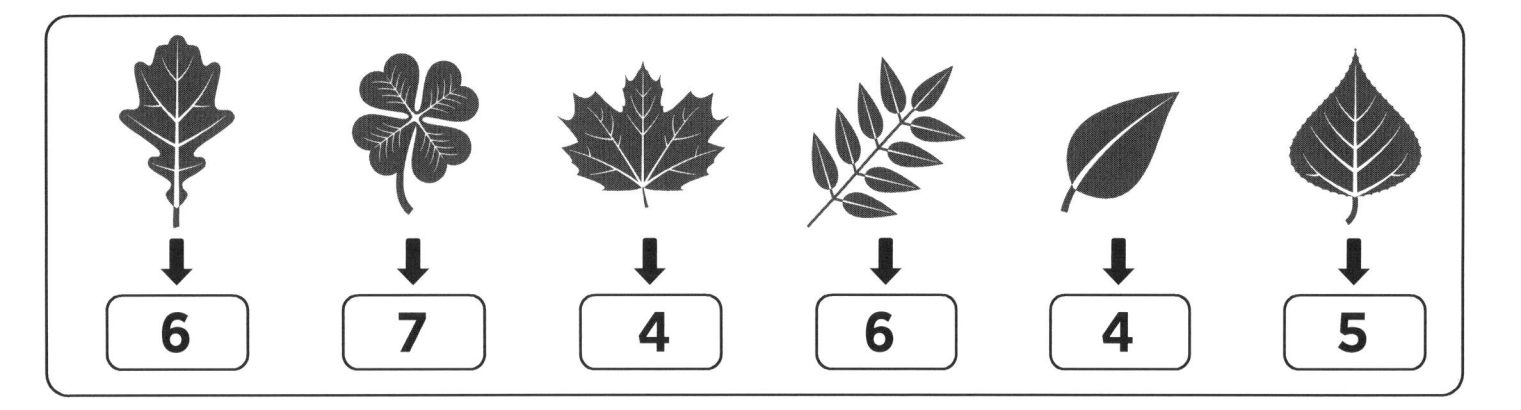

## SOLUCIÓN PÁGINA 43

| 6 | 7 | 4 | 6 | 4 | 5 |

Positiva Mente - Vol. 01

## SOLUCIÓN PÁGINA 44

| | | |
|---|---|---|
| RIO | AFLUENTE | BAÑERA |
| OCEANO | CANAL | FONTANERO |
| MAR | VASO | LLUVIA |
| ESTANQUE | JARRA | EVAPORAR |
| DUCHA | LIQUIDO | SEDIENTO |
| CASCADA | GRIFO | LAGO |

## SOLUCIÓN PÁGINA 44

### FILA 01
CONTENIDO TOTAL ↓
**6.1 L**

### FILA 02
CONTENIDO TOTAL ↓
**6.1 L**

### FILA 03
CONTENIDO TOTAL ↓
**6.4 L**

## SOLUCIÓN PÁGINA 46

- ☑ Clavo
- ☐ Gato
- ☐ Apio
- ☐ Salchichas
- ☑ Pimienta
- ☐ Cebolla
- ☐ Cereales
- ☑ Cardamomo
- ☐ Pasta

- ☐ Alubias
- ☑ Canela
- ☐ Conejo
- ☐ Patata
- ☑ Nuez moscada
- ☑ Pimentón
- ☐ Chorizo
- ☑ Anís
- ☐ Pepinillo

- ☐ Endivias
- ☐ Acelga
- ☑ Comino
- ☐ Aguacate
- ☑ Azafrán
- ☑ Enebro
- ☐ Almendra
- ☐ Pipas
- ☑ Laurel

## SOLUCIÓN PÁGINA 46

**VERDURAS:**

RABANITOS
CEBOLLA TIERNA
COLIFLOR
COGOLLOS
ESCAROLA
PUERRO
NABO
ALCAHOFAS

**ESPECIAS:**

ROMERO
SALVIA
AZAFRÁN
CLAVO
CANELA
PEREJIL
OREGANO
VAINILLA

**LÁCTEOS:**

YOGUR
LECHE
QUESO
NATA
HELADO
MANTEQUILLA
CUAJADA
NATILLAS

## SOLUCIÓN PÁGINA 47

```
  42        84        11        91       120       156       897
+ 31      - 31      + 34      + 67      - 21      + 52      -193
----      ----      ----      ----      ----      ----      ----
  73        53        45       158        99       208       704

 341       233       717        16       111       217       613
-122      +655      -412      + 91      +116      -141      +314
----      ----      ----      ----      ----      ----      ----
 219       888       305       107       227        76       927
```

## SOLUCIÓN PÁGINA 50

LAPIZ → SACAPUNTAS → GRAFITO
BOLIGRAFO → TINTA → AZUL
FOTOCOPIA → PAPEL → MAQUINA
SELLO → CAUCHO → ESTAMPAR
TIZA → PIZARRA → BORRADOR
LAMPARA → LUZ → ENCENDER
ORDENADOR → TECLA → RATÓN
GAFAS → VISION → CRISTALES
SILLA → MOBILIARIO → RUEDAS
MALETÍN → CUERO → TRANSPORTAR

## SOLUCIÓN PÁGINA 54

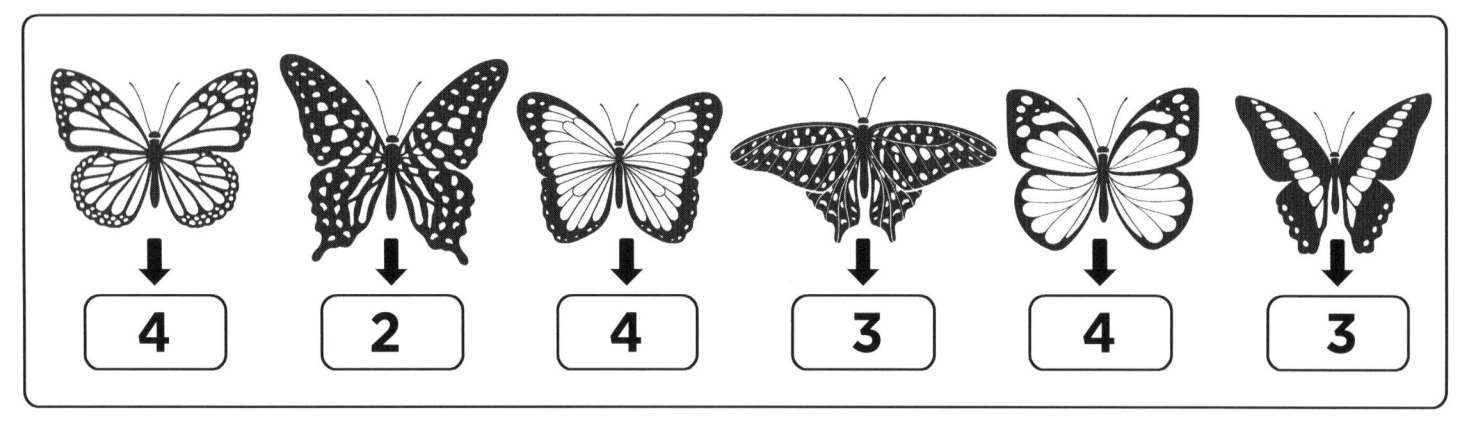

| 4 | 2 | 4 | 3 | 4 | 3 |

## SOLUCIÓN PÁGINA 55

**RELIGIONES:**

CATALOCISMO
ISLAMISMO
JUDAISMO
HINDUISMO
TAOISMO
PROTESTANTE
SINTOISMO
BUDISMO

**PERIODO HISTÓRICO:**

RENACIMIENTO
PREHISTORIA
EDAD MEDIA
BARROCO
GOTICO
FEUDALISMO
ANTIGÜEDAD
IMPERIO ROMANO

**DEPORTES:**

BALONCESTO
PIRAGÜISMO
MONTAÑISMO
CULTURISMO
ALPINISMO
SENDERISMO
ATLETISMO
MOTOCICLISMO

## SOLUCIÓN PÁGINA 60

FILA 01 → **142 AÑOS**

FILA 02 → **189 AÑOS**

FILA 03 → **208 AÑOS**

| SECADOR | JABON | PEINE |
| AFEITAR | GRIFO | COLONIA |
| ESPONJA | HIGIENE | DENTIFRICO |
| CHAMPU | BAÑERA | CEPILLO |
| ESPEJO | ALBORNOZ | TOALLA |
| INODORO | MAQUILLAJE | PERFUME |

SOLUCIÓN PÁGINA 62-63

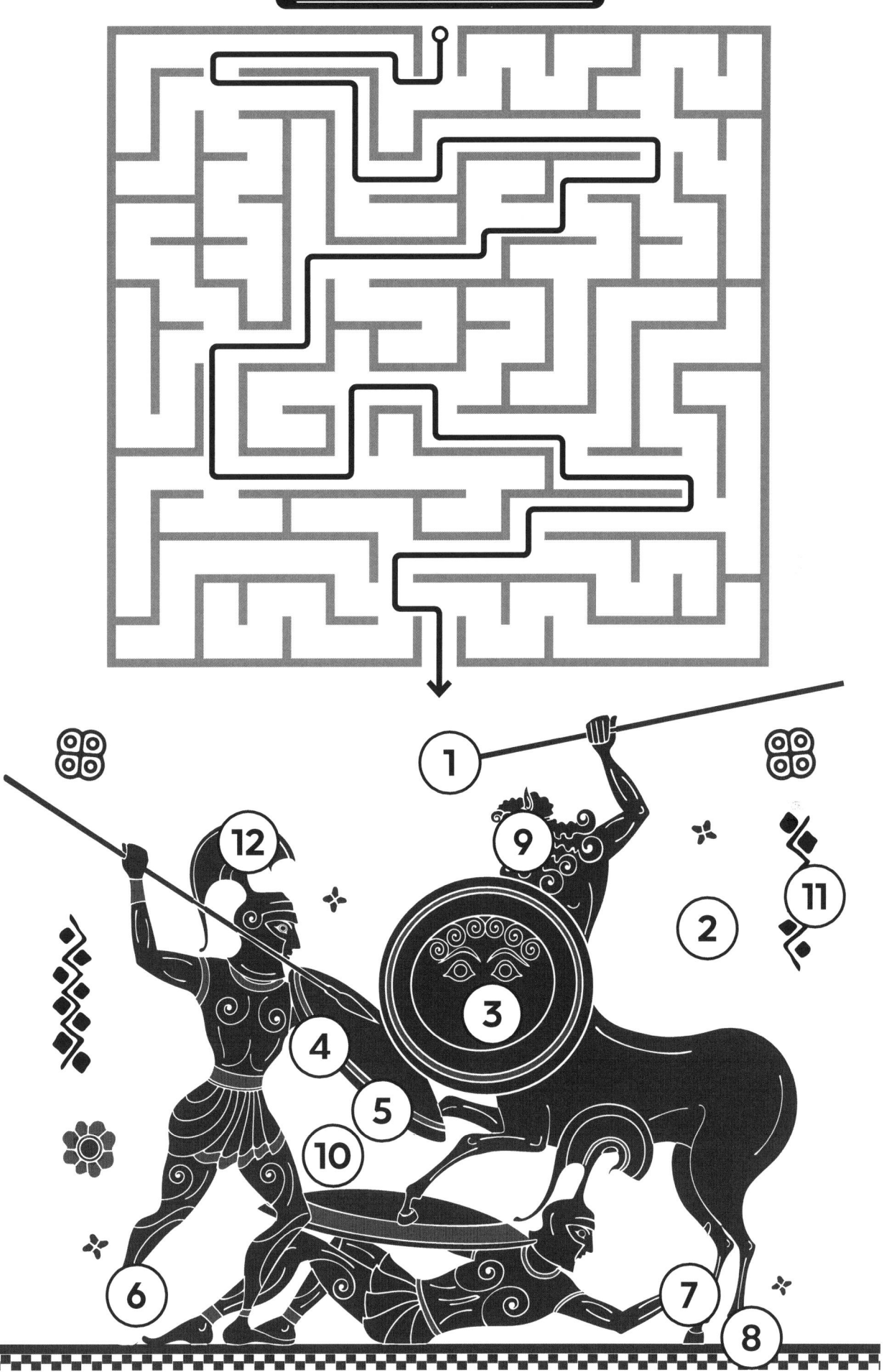

## SOLUCIÓN PÁGINA 65

| 12 × 3 = 36 | 14 ÷ 7 = 2 | 16 × 5 = 80 | 21 × 7 = 147 | 34 ÷ 2 = 17 | 41 × 3 = 123 | 63 ÷ 3 = 21 |
|---|---|---|---|---|---|---|
| 214 × 4 = 856 | 912 ÷ 3 = 304 | 812 × 2 = 1624 | 96 × 5 = 480 | 112 ÷ 2 = 56 | 216 × 3 = 648 | 844 ÷ 4 = 211 |

- 01 → **BOLOS**
- 02 → **BILLAR**
- 03 → **DADOS**
- 04 → **3 EN RAYA**
- 05 → **DARDOS**
- 06 → **DOMINO**
- 07 → **TENIS MESA**
- 08 → **AJEDREZ**
- 09 → **CUBO RUBICK**
- 10 → **CARTAS**
- 11 → **RAYUELA**

## SOLUCIÓN PÁGINA 70

- ASIA → CHINA → PALILLOS
- ROMA → ITALIA → COLISEO
- MADRID → PLAZA MAYOR → COCIDO
- FRANCIA → QUESO → PARIS
- MEXICO → MARIACHI → AGUACATE
- SEVILLA → GIRALDA → FLAMENCO
- PORTUGAL → LISBOA → BACALAO
- GALICIA → MARISCO → EMPANADA
- ARGENTINA → BUENOS AIRES → ASADO
- AUSTRALIA → KOALA → ISLA

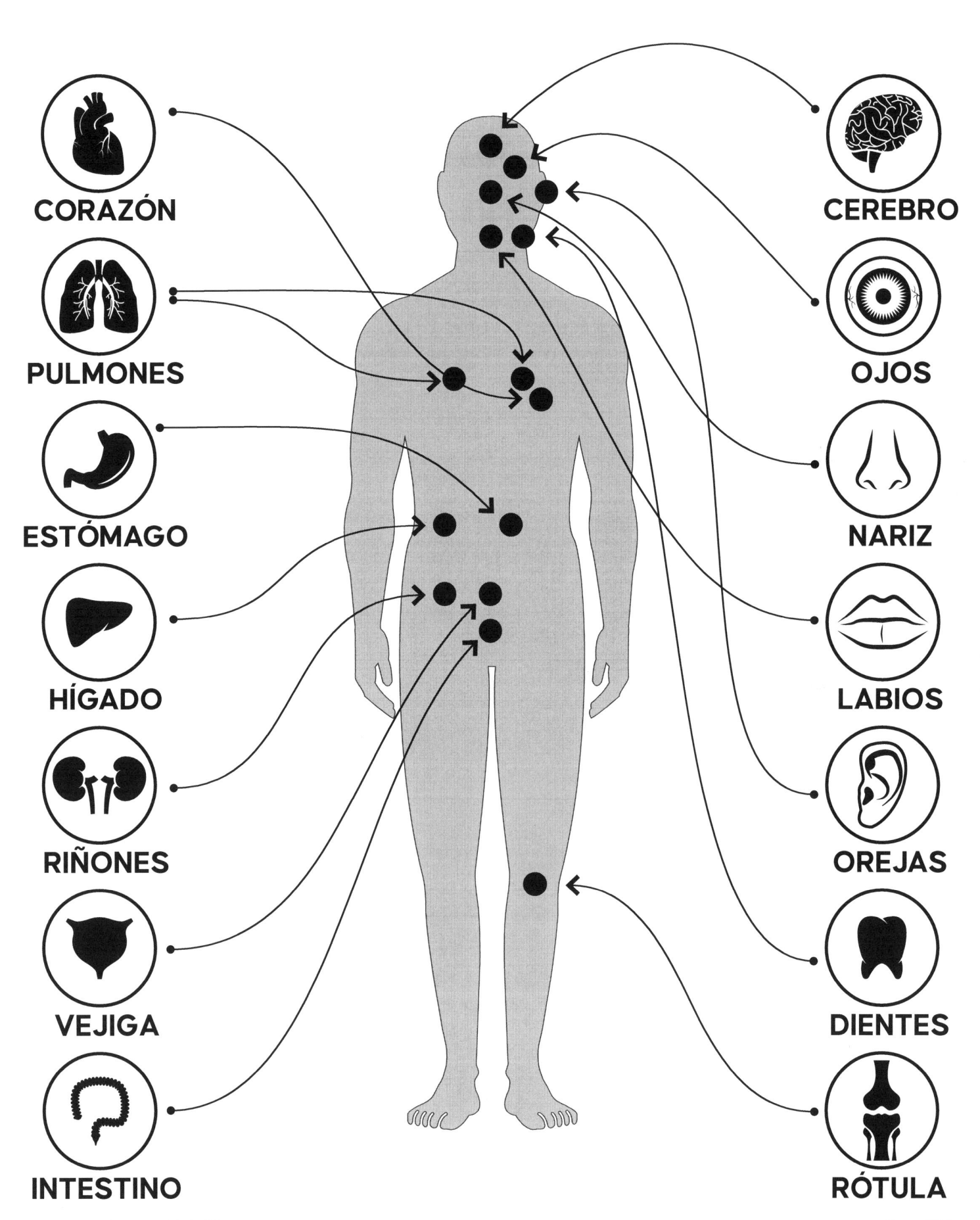

## SOLUCIÓN PÁGINA 71

**CORAZÓN** — **CEREBRO**
**PULMONES** — **OJOS**
**ESTÓMAGO** — **NARIZ**
**HÍGADO** — **LABIOS**
**RIÑONES** — **OREJAS**
**VEJIGA** — **DIENTES**
**INTESTINO** — **RÓTULA**

Positiva Mente - Vol. 01

## SOLUCIÓN PÁGINA 73

¿Cúas tipos de herramientas hay? → **11 TIPOS DE HERRAMIENTAS**

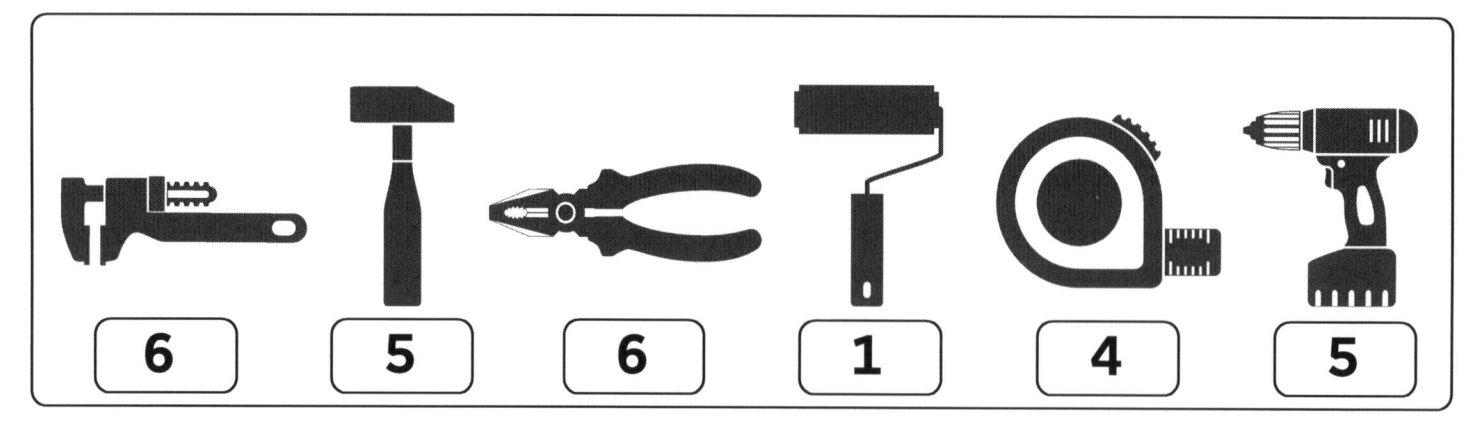

| 6 | 5 | 6 | 1 | 4 | 5 |

## SOLUCIÓN PÁGINA 74

- ☐ Bacteria
- ☑ Abeja
- ☐ Ballena
- ☐ Mosquetón
- ☐ Litio
- ☑ Escarabajo
- ☑ Salamandra
- ☑ Gusano
- ☐ Tortuga

- ☐ Castor
- ☑ Mosquito
- ☐ Orangutan
- ☐ Pelicano
- ☑ Pulga
- ☐ Mapache
- ☐ Cobra
- ☑ Libelula
- ☐ Mero

- ☐ Cabracho
- ☑ Mosca
- ☐ Gallo
- ☐ Esturión
- ☐ Rape
- ☑ Mantis
- ☐ Golondrina
- ☐ Oso homiguero
- ☑ Termita

## SOLUCIÓN PÁGINA 74

**INSECTOS:**

HORMIGA
AVISPA
CUCARACHA
ESCORPIÓN
TÁBANO
CIGARRA
CARCOMA
LUCIERNAGA

**MAMÍFEROS**

BALLENA
DELFÍN
CABALLO
ELEFANTE
LEÓN MARINO
HIPOPÓTAMO
ORCA
GORILA

**PECES:**

TRUCHA
SALMÓN
SARDINA
CABALLA
BESUGO
RAYA
ATÚN
ANGUILA

## SOLUCIÓN PÁGINA 75

No hay... → ... tu tía.
Piensa mal... → ... y acertarás.
A buenas horas... → ... mangas verdes.
Atar a los perros... → ... con longaniza.
Las cuentas... → ... del gran capitán.
Hablar por... → ... boca de ganso.
Meterse en camisas... → ... de once varas.
Costar la torta... → ... un pan.
Poner una pica... → ... en Flandes.
Tener vista... → ... de lince.
Ir de... → ... punta en blanco.
Entrar con... → ... el pie derecho.
Nunca es tarde... → ... si la dicha es buena.
Como pedrada... → ... en ojo de boticario.
Dársela... → ... con queso.

## SOLUCIÓN PÁGINA 87

01 → CAMARA FOTOS
02 → CONCHA
03 → ESTRELLA MAR
04 → PASATIEMPOS
05 → GAFAS DE SOL
06 → SANDALIAS
07 → RELOJ
08 → CARACOLA
09 → VELERO
10 → SOL
11 → BEBIDA

## SOLUCIÓN PÁGINA 81

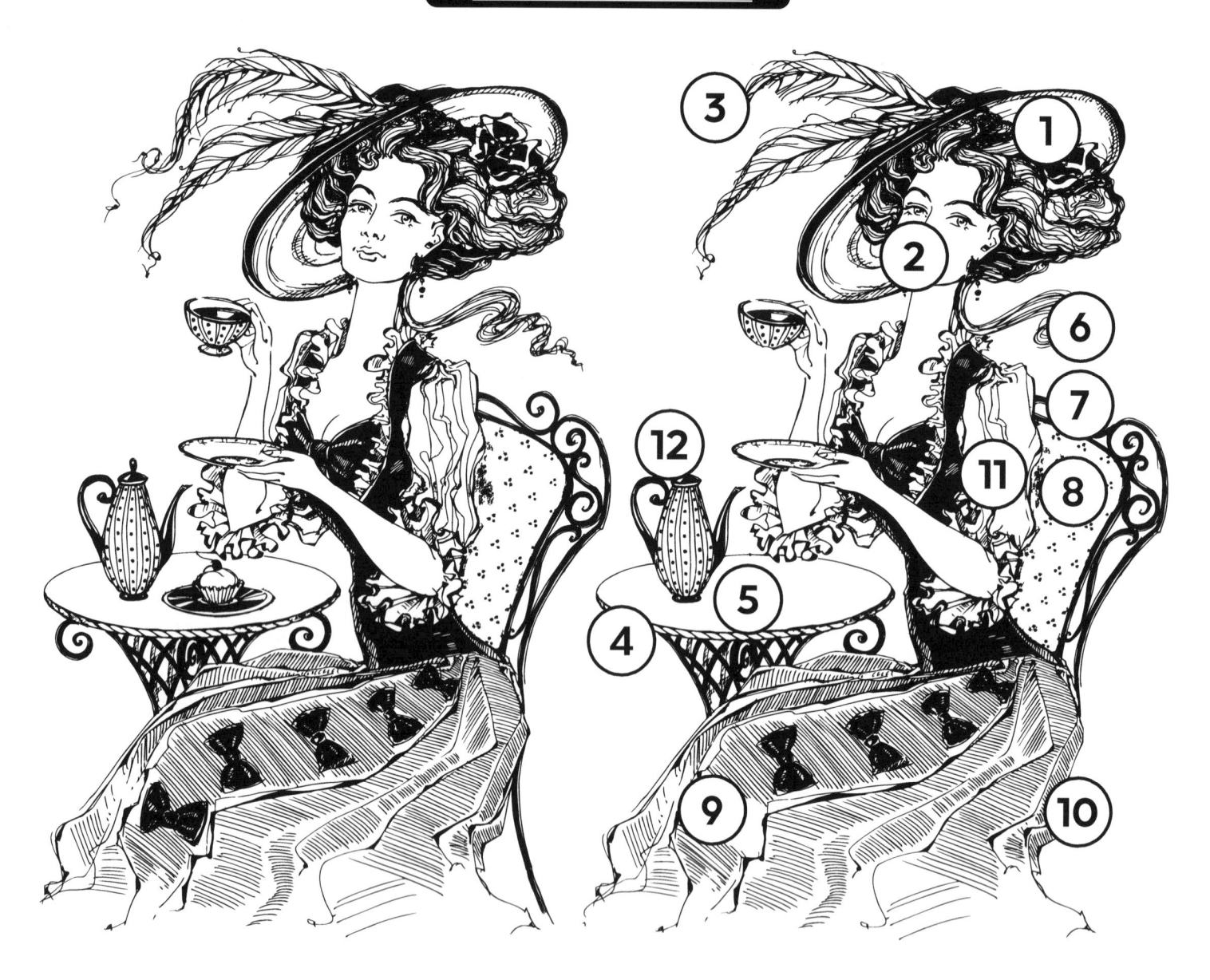

## SOLUCIÓN PÁGINA 90

| | | |
|---|---|---|
| CAMARERO | GANADERO | CIENTIFICO |
| DENTISTA | PESCADOR | HERRERO |
| MEDICO | MINERO | PALETA |
| PANADERO | COCINERO | PROFESOR |
| FONTANERO | AZAFATA | BANQUERO |
| TAXISTA | FRUTERO | VITICULTOR |

## SOLUCIÓN PÁGINA 89

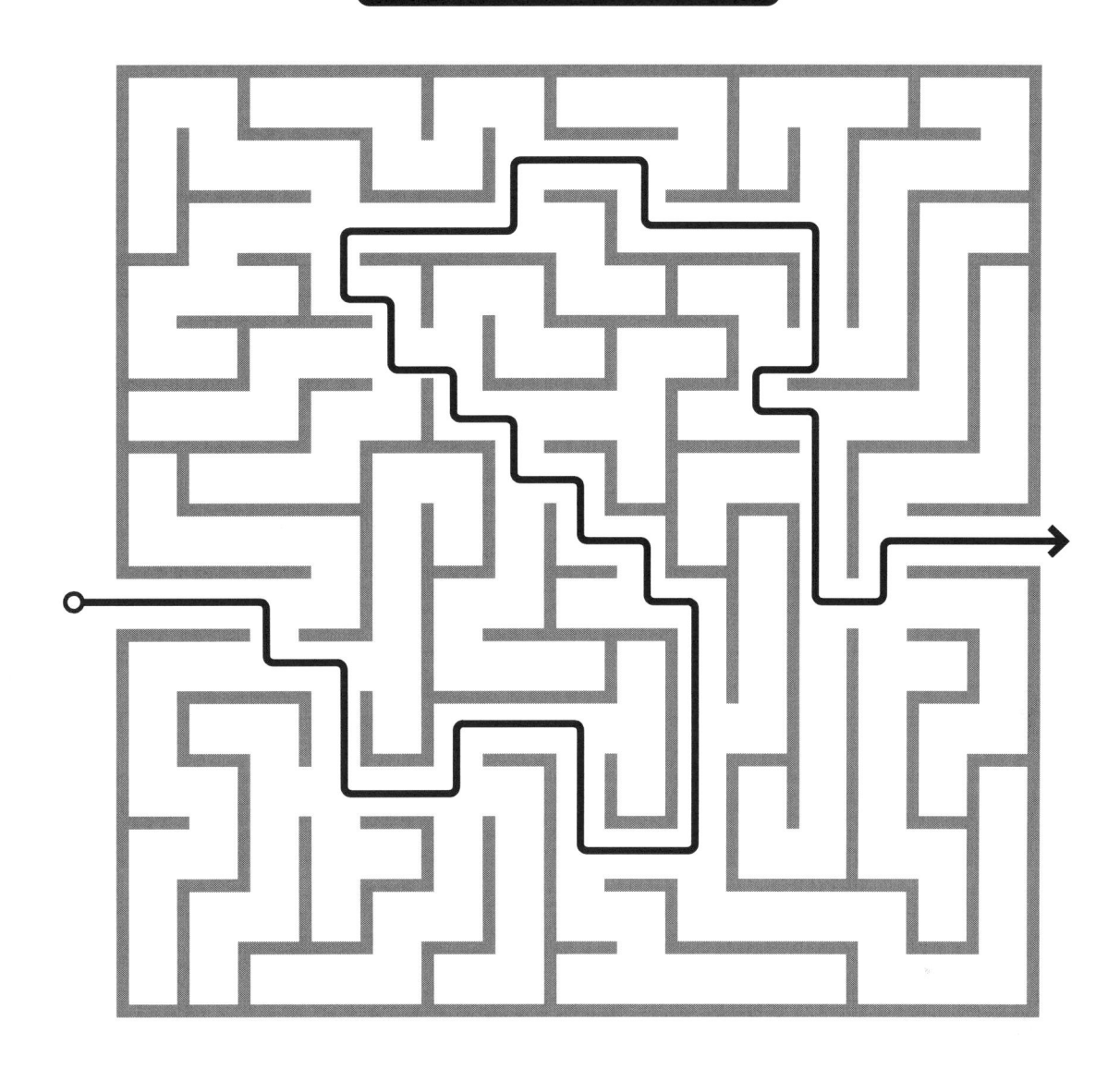

## SOLUCIÓN PÁGINA 90

**VERBOS:**

CORTAR
LIJAR
BARNIZAR
PULIR
PEGAR
CLAVAR
MEDIR
AGUJEREAR

**PROFESIONES:**

PILOTO
AGRICULTOR
ANESTESISTA
CIRUJANO
CONSTRUCTOR
MECÁNICO
ABOGADO
PERIODISTA

**HERRAMIENTAS:**

MARTILLO
DESTORNILLADOR
SIERRA
TALADRO
LIJADORA
BROCHA
CUCHILLO
REGLA

## SOLUCIÓN PÁGINA 91

### ¿Cúas tipos de AVES hay? ➡ 12 TIPOS DE AVES DIFERENTES

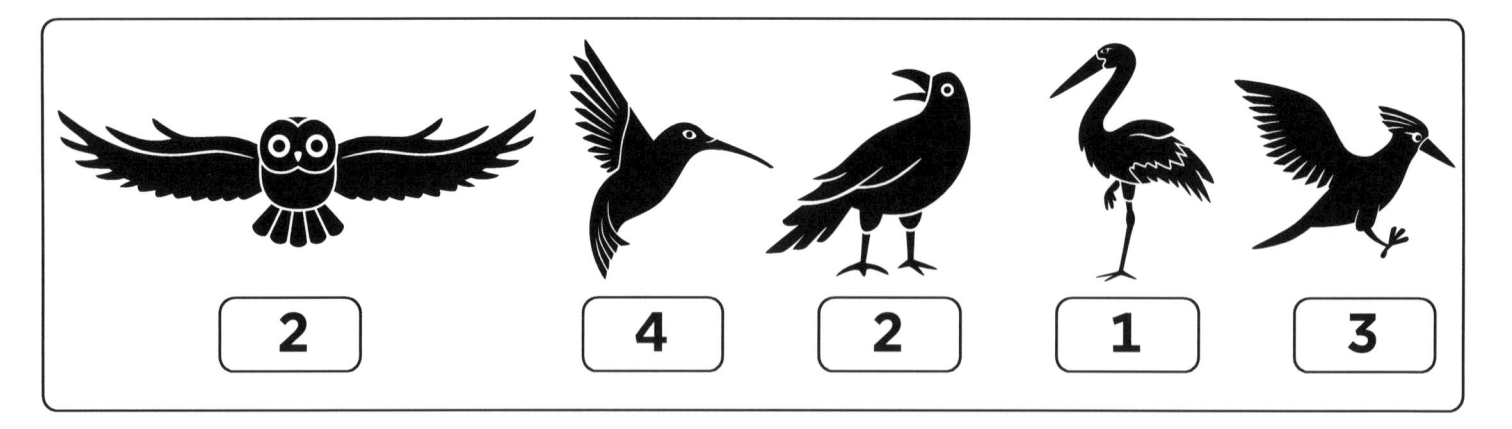

| 2 | 4 | 2 | 1 | 3 |

## SOLUCIÓN PÁGINA 93

Cataluña está al **ESTE** de Aragón.

Extremadura al **SUR** de Navarra.

Baleares estás al **ESTE** de Galicia.

Castilla León al **SUR** de Asturias.

Aragón está al **ESTE** de Navarra.

País Vasco al **NORTE** de Andalucía.

Andalucía al **SUR** de Cantabria.

Cantabria al **OESTE** de Cataluña.

Madrid está al **SUR** del Pais Vasco. ✓

Navarra esta al **NORTE** de Melilla. ✓

Andalucía está al **SUR** de Galicia. ✓

Galicia esta al **OESTE** de Asturias. ✓

Aragón esta al **ESTE** de Baleares. ✗

Extremadura al **SUR** de Madrid. ✓

Andalucía al **NORTE** de Cantabria. ✗

Canarias esta al **ESTE** de Valencia. ✗

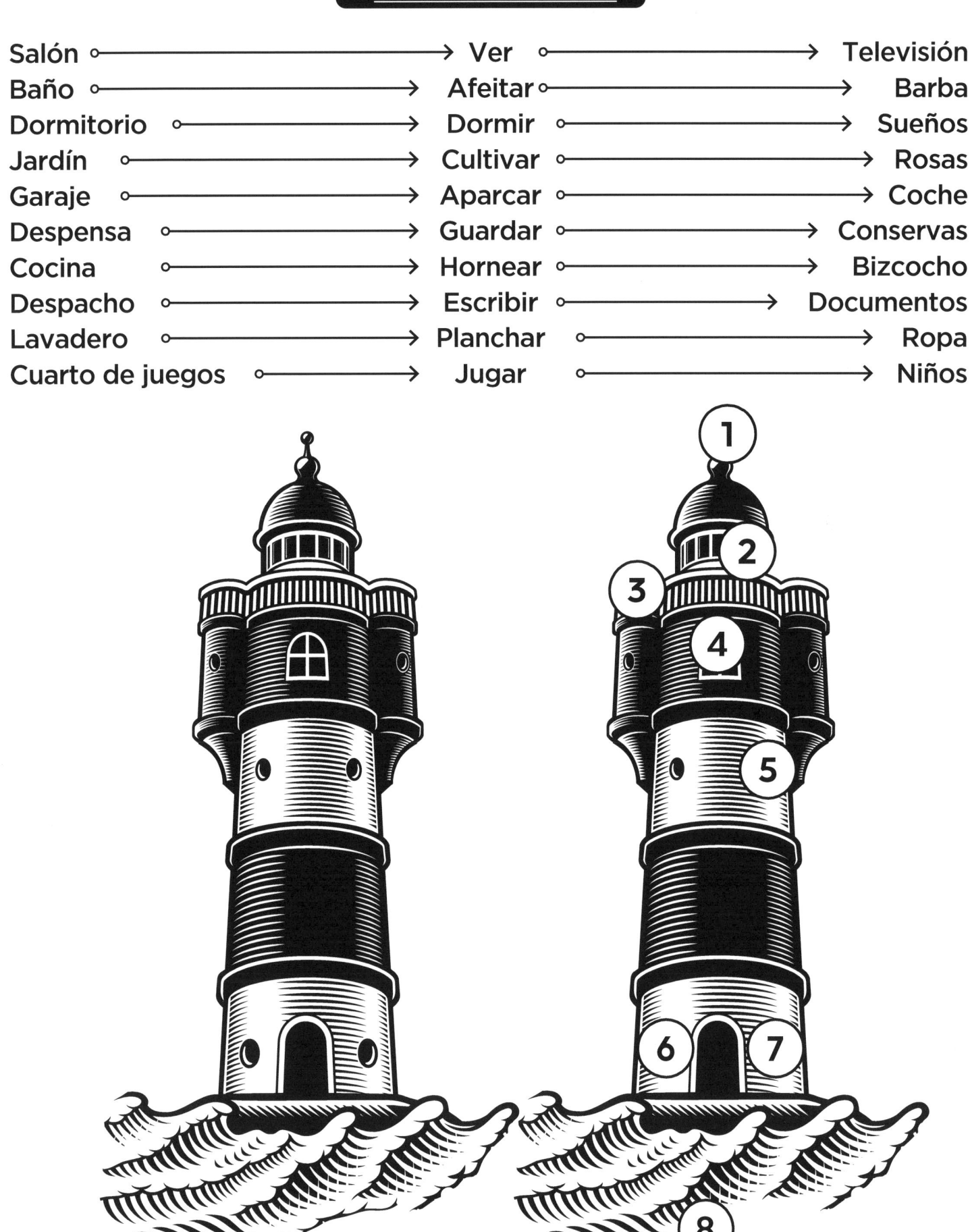

**SOLUCIÓN PÁGINA 94**

Salón → Ver → Televisión
Baño → Afeitar → Barba
Dormitorio → Dormir → Sueños
Jardín → Cultivar → Rosas
Garaje → Aparcar → Coche
Despensa → Guardar → Conservas
Cocina → Hornear → Bizcocho
Despacho → Escribir → Documentos
Lavadero → Planchar → Ropa
Cuarto de juegos → Jugar → Niños

## SOLUCIÓN PÁGINA 101

Cree el ladrón... → ...que todos son de su condición.
A otro perro... → ... con ese hueso.
El que avisa... → .. no es traidor.
Tira la piedra... → ... y esconde la mano.
De lo que veas... → ... ni la mitad te creas.
Al pan pan... → ... y al vino vino.
Cuando el río suena... → ... agua lleva.
Antes se coge al mentiroso... → ... que al cojo.
En boca cerrada... → ... no entran moscas.
Por la boca... → ... muere el pez.
Cada uno es dueño... → ... de sus palabras.
Perro ladrador... → ... poco mordedor.
Del dicho al hecho... → ... hay un trecho.
Cada moneda... → ... tiene dos caras.
A palabras necias... → ...oídos sordos.

## SOLUCIÓN PÁGINA 104

375  345  315  285  255  225  →  195

15  30  60  120  240  480  →  960

13  26  39  52  65  78  →  91

729  243  81  27  9  3  →  1

Pag. 136 — Positiva Mente - Vol. 01

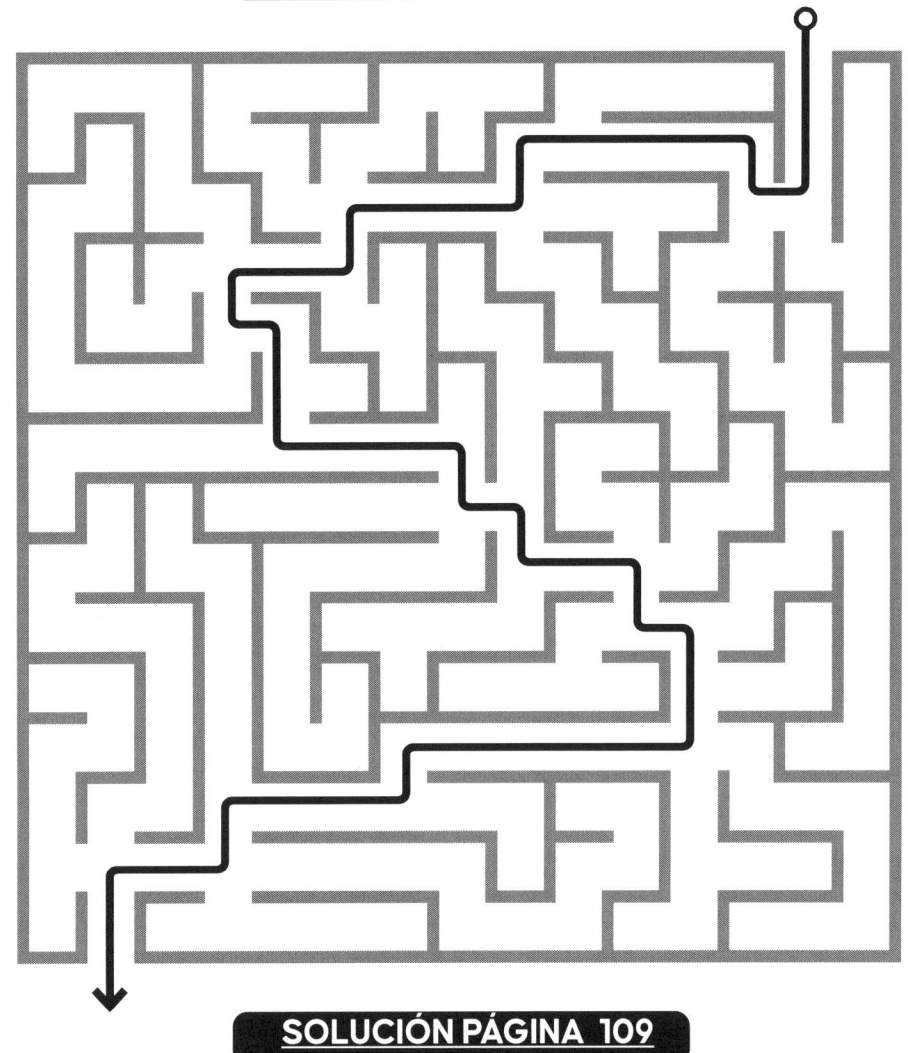

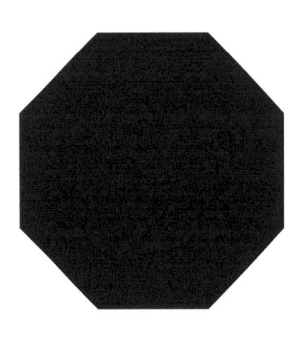

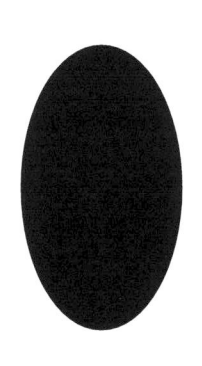

## SOLUCIÓN PÁGINA 104

## SOLUCIÓN PÁGINA 109

| Triángulo | Hexágono | Cuadrado | 5 LADOS |

| Círculo | Estrella | Octógono | Elipse |

| | | | | | | | | | | | | | | | | | | | |
|---|---|---|---|---|---|---|---|---|---|---|---|---|---|---|---|---|---|---|---|
| 2 | x | 3 | = | 6 | | 5 | + | 1 | = | 6 | | | | 14 | | | | | |
| | | x | | | | | | | | x | | | 9 | + | 2 | = | 18 | | |
| | | 2 | x | 7 | = | 14 | - | 6 | = | 8 | | | | 3 | | | - | | |
| | | = | | | | - | | x | | = | | | | = | | | 13 | | |
| 4 | x | 6 | = | 24 | | 7 | | 4 | | 48 | - | 31 | = | 17 | | | = | | |
| x | | | | | | = | | = | | - | | - | | | | | 5 | | 62 |
| 3 | | 7 | - | 3 | = | 4 | | 24 | | 36 | | 9 | x | 2 | = | 18 | | | - |
| = | | x | | x | | | | | | = | | = | | | | | | | 32 |
| 12 | | 7 | x | 5 | = | 35 | | 75 | | 12 | + | 22 | = | 34 | | | | | = |
| = | | = | | = | | + | | - | | | | | | | 15 | x | 2 | = | 30 |
| 6 | | 49 | - | 15 | = | 34 | | 50 | - | 36 | = | 14 | | 7 | | | | | |
| x | | | | | | = | | = | | - | | x | | + | | | | | |
| 2 | | | | | | 69 | | 25 | | 21 | + | 2 | = | 23 | | | | 15 | |
| | 3 | + | 4 | = | 7 | | | | | = | | = | | = | | | | + | |
| 8 | | 4 | | | x | | | 43 | = | 15 | + | 28 | | 30 | - | 15 | = | 15 | |
| + | | = | | | 4 | | | | | | | | | | | x | | = | |
| 15 | | 32 | + | 16 | = | 48 | | 24 | | | | 11 | | | | 3 | | 30 | |
| = | | + | | | 28 | | | + | | | | + | | | | = | | | |
| 23 | - | 11 | = | 12 | | | | 47 | + | 6 | = | 53 | | 15 | + | 45 | = | 60 | |
| | | = | | + | | | | = | | x | | = | | + | | | | - | |
| 22 | + | 43 | = | 65 | + | 6 | = | 71 | | 7 | | 64 | | 43 | - | 23 | = | 20 | |
| | | | | = | | | | | | = | | | | = | | | | = | |
| 84 | = | 7 | + | 77 | | 32 | + | 10 | = | 42 | + | 16 | = | 58 | | | | 40 | |

## SOLUCIÓN PÁGINA 40

|   |   |   |   | 3 |   |   |   | 21 | = | 3 | x | 7 |   | 6 | = | 3 | x | 2 |
|---|---|---|---|---|---|---|---|---|---|---|---|---|---|---|---|---|---|---|
|   | 25 | = | 5 | x | 5 |   |   | + |   |   |   |   |   | x |   |   |   |   |
|   | + |   |   | 5 |   |   |   | 6 | x | 2 | = | 12 | = | 7 | + | 5 |   |   |
|   | 12 |   |   | = |   |   |   | = |   | x |   | + |   |   |   | = |   |   |
|   | = |   |   | 15 | + | 12 | = | 27 |   | 13 |   | 13 |   | 19 | - | 15 | = | 4 |
| 6 | 37 |   |   |   |   | + |   | - |   | = |   | = |   |   |   |   |   | + |
| x |   | 7 | + | 5 | = | 12 |   | 2 |   | 26 |   | 25 | x | 2 | = | 50 |   | 20 |
| 7 |   |   |   |   |   | = |   | = |   |   |   |   |   |   |   |   |   | = |
| = |   |   |   | 49 | = | 24 | + | 25 |   | 6 |   | 8 | x | 8 | = | 64 |   | 24 |
| 42 | = | 3 | + | 39 |   |   |   |   |   | x |   | + |   |   |   |   |   | = |
|   |   |   |   | 7 |   | 2 | x | 3 | = | 6 |   | 12 | + | 56 | = | 68 |   | 4 |
|   |   |   |   | + |   | + |   |   |   | = |   | = |   |   |   |   |   | x |
| 21 |   |   |   | 11 | + | 33 | = | 44 |   | 36 |   | 20 |   |   |   | 12 |   | 6 |
| + |   |   |   | = |   | = |   |   |   |   |   | 36 | = | 12 | + | 24 |   |   |
| 9 | x | 2 | = | 18 |   | 35 | = | 7 | x | 5 |   | x |   |   |   | 4 |   | 9 |
| = |   | x |   |   |   |   |   |   |   |   |   | 2 |   |   |   | = |   | x |
| 30 |   | 7 |   |   |   | 24 |   | 28 | + | 4 | = | 32 | = | 16 | + | 16 |   | 7 |
|   |   | = |   |   |   | + |   |   |   | + |   | 72 |   |   |   | = |   | = |
| 50 | = | 14 | + | 36 |   | 24 | = | 12 | x | 2 |   |   |   | 61 | + | 2 | = | 63 |
| + |   |   |   | + |   | = |   | x |   | = |   |   |   | + |   | x |   |   |
| 20 | = | 8 | + | 12 |   | 48 |   | 5 |   | 6 | + | 6 | = | 12 | + | 8 | = | 20 |
| = |   |   |   | = |   |   |   |   |   |   |   |   |   | = |   |   |   |   |
| 70 |   |   |   | 48 | + | 12 | = | 60 | = | 10 | x | 6 |   | 73 | x | 1 | = | 73 |

## SOLUCIÓN PÁGINA 61

- 2 x 12 = 24
- 5 + 3 = 8 = 6 + 2
- 4 + 8 = 12 = 3 x 4
- 24 = 12 x 2
- 6 x 6 = 36
- 6 x 8 = 48
- 26 = 13 + 13
- 48 + 12 = 60 = 10 x 6
- 14 + 14 = 28
- 13 + 25 = 38
- 6 x 7 = 42
- 15 ... 3 = 1 + 2
- 63 = 7 x 9
- 15 + 43 = 58
- 15 + 17 = 32
- 3 x 9 = 27
- 7 x 3 = 21
- 60 + 12 = 72
- 8 x 12 = 96
- 20 + 36 = 56
- 14 + 24 = 38
- 4 + 34 = 38 = 34 + 4
- 74 + 11 = 85
- 9 x 9 = 81
- 71 = 61 + 10

## SOLUCIÓN PÁGINA 80

| 8 | | 12 | + | 24 | = | 36 | = | 13 | + | 23 | | 25 | = | 5 | x | 5 |
| x | | + | | | | = | | | | | | + | | | | |
| 6 | x | 6 | = | 36 | | 36 | | 12 | | 5 | + | 6 | = | 11 | = | 1 | x | 11 |
| = | | = | | + | | + | | + | | | | = | | | | |
| 48 | x | 1 | = | 48 | | 21 | + | 24 | = | 45 | | | | 36 | = | 9 | x | 4 |
| | | + | | = | | = | | 17 | | | | + |
| 5 | | 53 | | 57 | | 12 | + | 50 | = | 62 | = | 2 | x | 31 | | 45 |
| x | | = | | | | | | | | 5 | | | | = | | = |
| 12 | + | 54 | = | 66 | | 60 | = | 10 | + | 50 | | + | | 27 | | 49 |
| = | | + | | + | | | | | | 12 | = | 5 | + | 7 |
| 60 | | 13 | + | 12 | = | 25 | | 7 | | | | | | 4 | | 12 |
| | | = | | = | | | | + | | | | | | | | x |
| | | 79 | | 72 | + | 8 | = | 80 | | 31 | + | 5 | = | 36 | | 4 |
| 45 | + | 15 | = | 60 | | | | = | | | | | | = | | = |
| + | | | | 61 | + | 11 | = | 72 | | 87 | | 2 | x | 3 | = | 6 | | 48 |
| 12 | | | | | | = | | = | | | | | | x | | = |
| = | | 2 | x | 4 | = | 8 | | 9 | | 3 | | 18 | = | 12 | + | 6 | | 44 |
| 57 | | 60 | | | | + | | x | | x | | = | | | | + |
| | | = | | 5 | + | 3 | = | 8 | | 1 | | 2 | | 24 | = | 6 | x | 4 |
| | | 54 | | x | | | | = | | = | | x |
| | | + | | 12 | | | | 3 | x | 3 | = | 9 | = | 3 | + | 6 |
| | | 6 | x | 7 | = | 42 | | + |
| | | | | 60 | | | | 5 | x | 5 | = | 25 |

Positiva Mente - Vol. 01

**SOLUCIÓN PÁGINA 103**

- $49 = 7 \times 7$
- $32 = 8 \times 4$
- $7 + 16 = 23$
- $22 + 10 = 32 = 16 + 16$
- $42 + 12 = 54$
- $2 \times 20 = 40$
- $36 = 12 \times 3$
- $48 + 12 = 60$
- $38 + 4 = 42$
- $20 = 10 \times 2$
- $40 = 10 \times 4$
- $3 \times 4 = 12$
- $12 + 50 = 62$
- $10 + 25 = 35$
- $28 + 20 = 48$
- $63 = 7 \times 9$
- $1 \times 2 = 2 + 23 = 25$
- $12 + 50 = 62$
- $41 = 40 + 1$
- $49 = 21 + 28$
- $4 \times 4 = 16$
- $1 \times 7 = 7 \times 4 = 28$
- $78 + 2 = 80 = 8 \times 10$
- $7 = 3 + 4$